Michael von Känel

Fritzgerald J. Finch

Heilen 5

Veranschaulichungen von Heilprozeduren und Heilungsprozessen

Copyright und Layout:

Michael von Känel, BE/Schweiz

Inhalt

1 Einleitung

Wenn der Autor sich hinsetzt und mit dem Schreiben dieses Buches beginnt, so tut er das nicht ohne Demut und Rührung. Denn er kann sich noch erinnern, dass er mal vor drei Jahren eine kleine Fibel über energetisches Heilen zu schreiben begann. Nicht, weil er ein Buch zu diesem Thema auf den Markt bringen wollte, sondern einfach nur, weil er das Büchlein *«Meditieren – Eine Annäherung an Sinn und Nutzen des Meditierens»* ergänzen wollte. Spirituelle Entwicklung kann nicht ohne Energiearbeit einhergehen.

Aus dieser kleinen Fibel wurde der erste Band der Serie: *«Heilen – Ein Crash-Kurs in energetischem Heilen»*. Und dieses kleine, unscheinbare Büchlein ist der Grund, weshalb der Autor immer noch Bücher schreibt. Denn es ist das mit Abstand erfolgreichste Buch des Verlages geworden. Täglich werden mehr als drei Exemplare davon gelesen, und das ist nur das, was über die Verkaufsstatistiken der Onlineshops bestätigt wird. Dies mag natürlich nach sehr wenig klingen, wenn man bedenkt, dass es über hundert Millionen Menschen auf der Welt gibt, die Deutsch als Muttersprache haben. Aber wer liest schon solche Literatur? Und wer interessiert sich schon für Dinge, die andere als «übernatürlich» bezeichnen?

Wenn man bedenkt, dass für die Werke, die im Verlag www.denkmalnach.ch erschienen sind, keine Werbung gemacht wird, so darf da schon von einer kleinen Erfolgsgeschichte geschrieben werden. Und darum entsteht mit diesem fünften Band auch ein weiteres Werk als Ergänzung. Und weil die Fragen nicht weniger werden, und weil viele Leserinnen und Leser besser verstehen möchten, aber auch erkannt haben, dass man sich der Thematik nur annähern, ihr aber nicht habhaft werden kann gibt es auch noch ein sechster Band: *«Heilen 6 – Energetisches Heilen und damit verbundene umfassendere Sichtweisen»*. Danach dürfte wohl Schluss sein mit Büchern zum Heilen. Es sei denn, dass irgendwoher neue Erkenntnisse und Inspirationen herbeifinden, die es Wert sind, dass sie veröffentlicht werden.

Bevor es zum eigentlichen Inhalt dieses Buches geht, möchte der Autor aber einmal mehr auf ein paar wesentliche Dinge hinweisen:

- Die Wissenschaft und die Schulmedizin können energetisches Heilen nicht erfassen und somit auch nicht verstehen und annehmen. Darum darf energetisches Heilen nicht als Heilmethode angepriesen werden, sondern nur als unterstützende Massnahme. Auch darf ein Heiler niemals eine Diagnose stellen, da er sonst auf einmal rechtlich belangt werden könnte.

- Energetisches Heilen ist eine Arbeit, die dann hilft, wenn Hilfe sein darf. Während Medikamente oder chirurgische Eingriffe immer ein sichtbares Resultat liefern, kann energetische Heilung manchmal erst Jahre später ihre Wirkung entfachen – oder gar nicht. Man kann mit Energiearbeit nichts erzwingen, wenn etwas nicht sein darf. Dessen muss man sich bewusst sein. Das muss man akzeptieren, wenn man im energetischen Heilen vorwärtskommen will.

- Wer bereits längere Zeit lang Erfahrungen mit energetischem Heilen machen durfte, der wird feststellen, dass Heilen viel weiter reicht als das klassische Entfernen von Schmerzen. Nur bei jemandem, der keine Sorge zu sich und seinem Körper trägt, können Schmerzen isoliert behandelt werden. Wer aber achtsam und sorgsam durchs Leben geht, bei dem geht es bei energetischem Heilen um viel mehr als um Schmerzen. Es geht darum, ganz zu werden, um den Weg zur Lebensaufgabe und dann den Weg nachhause zu finden. Diese Ansicht ist spirituell geprägt. Aber wer energetisch heilt, der erkennt immer mehr, dass alles sich im Geiste abspielt – in Verbindung mit all dem, was uns geschenkt ist, was wir aber zuerst sehen lernen müssen.

- Es gibt immer Menschen, die sich in etwas hineinsteigern. Manchmal, weil sie nicht anders können, manchmal, weil sie vor etwas flüchten, und manchmal, weil sie ihre Persönlichkeit nicht weit genug ausbauen konnten. Wer sich in das energetische Heilen und in den esoterischen Teil, den dies mit sich bringt, hineinsteigert, ohne immer wieder auch über seine mentale Kraft zu reflektieren, was er da tut, dem kann niemand helfen. Es ist uns auferlegt oder geschenkt, dass wir in der Dualität leben. Dazu gehört auch, dass wir lernen müssen, zwischen der Realität und der geistigen Welt zu unterscheiden. Nur wer das lernt, wird vor Ungemach, die ihm von Seiten der Gesellschaft her drohen, gefeit sein. Darum hier der Rat des Autors: Glauben Sie nicht alles! Überprüfen Sie mit den Mitteln, die Ihnen gegeben sind. Am besten mit Ihrem Gefühl und Ihrem Verstand. Und bedenken Sie immer, dass uns unser Ego ständig Streiche spielt. Wer im Leben und in der Öffentlichkeit alles auf die Karte Spiritualität setzt, der wird scheitern. Es soll so sein, dass wir ständig den Spagat zwischen Innen und Aussen machen sollen – so werden wir gezwungen, die Welten miteinander zu verbinden.

- Es kann sein, dass manche Leserinnen und Leser denken, der Autor wisse viel und sei bereits einen weiten spirituellen Weg gegangen. Ob dem so ist oder nicht, spielt keine Rolle. Denn alle müssen ihren eigenen Weg gehen. Beziehen Sie sich darum nicht auf den Autor und das, was er schreibt. Glauben Sie an sich selbst und an das, was Ihnen gegeben ist. Alles andere würde zur Bildung einer Art Glaubensgemeinschaft führen; und alle Arten von Gemeinschaften, so hat uns die Geschichte gelehrt, werden von denen unterwandert werden, die mit dem gemeinschaftlichen Wissen nichts Gutes im Sinn haben.

- Wenn Wissen und Techniken aus allen Büchern des energetischen Heilens angewendet werden, also auch aus diesem Buch hier, dann tut das die Leserin, der Leser immer auf eigene Verantwortung. Der Autor lehnt hier aus rechtlichen Gründen jede Verantwortung ab. Beachten Sie immer die Sicherheitsvorschriften des normalen alltäglichen Lebens, halten Sie sich an alle geltenden gesetzlichen Vorgaben und ziehen Sie keine falschen Schlüsse. Es gibt immer und überall Leute, die versuchen, über Anschuldigungen und Klagen auf unredliche Weise an Geld oder Energie zu kommen.

- Und zu guter Letzt wird hier nochmals darauf hingewiesen, dass es ganz allein die persönliche Charakterbildung ist, die weiterbringt und weiterhilft. Nur wer immer wieder von Neuem das ihm höchstmögliche Ideal anstrebt, wird wirkliche Heilung in Form von Segen, Liebe und Glück erfahren. Da all diese wundervollen Dinge nicht aus unserer Welt stammen, nützt es nichts, nur Bücher zu lesen. Nur wer mit Kopf, Herz und Hand Erfahrungen macht und diese dann reflektiert, wird nach und nach erkennen können, worum es gehen könnte. Aber es gibt tausende von Pfaden, die es sich zu gehen lohnt. Und niemand, der an einen physischen Körper gebunden ist, kann Ihnen sagen, welches der richtige Pfad für Sie ist. Das müssen wir alle selbst für uns allein herausfinden, denn das ist Teil unseres Weges und somit unserer Lebensaufgabe.

In diesem Sinne wünscht Ihnen der Autor viel Einsicht und Erkenntnis bei der Lektüre dieses Buches. Wie immer wird das Wichtige zwischen den Zeilen zu lesen sein. Und die Wirkung dieses Buches wird kaum abschätzbar sein, denn es wurde geschrieben, um zu inspirieren und Neues erwachsen zu lassen.

2   Warum dieses Buch

Der Autor bemüht sich immer wieder zu erklären, wie es funktioniert. Dabei kann man bei Energiearbeit die meisten Dinge gar nicht erklären. Dem ist so, weil wir mit unserem Verstand das nicht erfassen können, was wir bräuchten, um intellektuell verstehen zu können.

Und weil dem so ist, nützt es nichts, Anleitungen zu schreiben. Aber der Autor ist ein unermüdlicher Optimist und verspürt immer wieder den Wunsch in sich, die Welt verbessern zu helfen. Und darum versucht er immer wieder auf eine andere Weise, über Wissen, Erfahrung, Hinweise und Inspiration weiterzuhelfen, auf dass die Leserinnen und Leser zu ihrer eigenen Intuition finden. Denn wenn das gelingt, wird der Erfahrungsschatz der Menschheit dadurch gemehrt – und auch der Autor darf dann davon profitieren. Aber darum geht es nicht in erster Linie. Es geht viel mehr darum, das Glück der Erkenntnis des Wunders des Lebens weiterreichen zu dürfen. Und für manche wird dieses Glück von einem erscheinenden Engel überbracht. Für andere ist es die Heilung einer schweren Krankheit. Und wiederum andere finden das Glück, indem sie sich Hinweise in Büchern zusammensuchen und damit ihr persönliches Puzzle zur Glückseligkeit zusammensetzen.

Und um diese letztere Gruppe zu unterstützen, wird in diesem Buch versucht, anhand von realen Erfahrungen Wissen weiterzugeben.

Dieser Ansatz wird denen helfen, die ihre Handlungsbasis erweitern wollen und können. Denn alles, was bereits einmal stattgefunden hat, hilft neuer Erkenntnis den Weg zu ebnen. Und wer lesen kann, welche Art von Heilung in welchen Problemsituationen geholfen hat, der kann dadurch seinen Geist ziehen lassen, auf dass dieser über Intuition selbst Hilfestellungen findet, die zu Ganzheit und somit Heilung verhelfen.

Also, in diesem Buch werden konkrete Beispiele von Behandlungen wiedergegeben, erklärt und analysiert. Teilweise gibt es ausschweifende Hinweise zu spirituellen Gesetzmässigkeiten. Und manchmal muss darauf verwiesen werden, dass Heilung nicht eingetreten ist, oder dass sie eingetreten ist, und der Autor keine Ahnung hat warum. Ja, so ist das mit Energiearbeit. Der Autor würde gerne greifbar und handfest erklären. Aber das geht einfach nicht. Das hat er lernen müssen. Aber dennoch gibt er nicht auf. Er tut das, was er kann, damit die Leserinnen und Leser dank der Buchinhalte sich selbst das erklären können, was sie zum erfolgreichen energetischen Heilen benötigen. Mehr ist nicht drin – mehr geht nicht – weil es so sein soll!

3 Lernen durch Beispiele

«Man kann auch…»

Würde der Autor noch immer so energetisch arbeiten, wie er es in seinen ersten Kursen und Workshops selbst gelernt hat, dann hätte er nie ein Buch schreiben können. Nur weil er seinen eigenen Weg gegangen ist, hat er Neues entdeckt.

Aber wäre der Einstieg über die Kurse nicht gewesen, und hätten die Kursleitenden nicht über ihre Erfahrungen erzählt und berichtet, so hätte der Autor niemals mit energetischem Heilen beginnen können. Denn irgendwie muss man immer irgendwo beginnen. Und alles Lernen beginnt irgendwann mal mit Vorzeigen und Nachmachen. Und wenn der Lernende dann aufgrund seiner eigenen Erfahrungen gezielt Fragen stellen kann, dann kann man ihm dann erklären. Es braucht also beim Lernen immer zuerst irgendeine Inspiration. Diese Inspiration ist am einfachsten greifbar, wenn sie in Form eines Vorbildes oder Beispiels an uns herangetragen wird. Und darum soll es in diesem Buch um Beispiele gehen.

Gewählt wurden Beispiele aus ganz verschiedenen Behandlungsbereichen. Und bei manchen ist der Ablauf und der Ausgang absehbar – bei andern ganz und gar nicht. Und auch aus diesen Tatsachen kann der lernwillige Schüler lernen. Denn es gehört dazu, dass manchmal Erfolg aufwartet, manchmal Irrtum und manchmal Verdruss. Dem ist so, weil auch der Heiler immer wieder lernen muss und zu lernen hat.

Wenn Beispiele helfen sollen, so müssen sie ganzheitlich betrachtet werden. Nur so können Prozeduren und Prozesse nach und nach herausdestilliert und erkannt werden. Nur sehr einfache Wirkungssysteme funktionieren nach dem Prinzip «Wenn A, dann B». Meistens aber sind die Wirkungen komplex und nur schwer erkennbar; wenn überhaupt. Und darum kommt auch beim energetischen Heilen nur derjenige weiter, der seine Mentalkraft vollumfänglich einzusetzen weiss, sich aber auch von seinen Gefühlen leiten lässt. Und beides führt zur Entwicklung des kausalen Verstehens, welches wiederum zur Erkenntnis führen wird, dass vieles nicht verstanden werden kann. Auf diese Weise wird vom *Astral-* und *Mentalkörper* über den *Kausalkörper* der *buddhische Körper* entwickelt. Und es ist dieser letzte Körper, der uns der Glückseligkeit zuträgt, weil wir so das losgelassen haben, was uns ans Irdische bindet.

Also, Beispiele sollen helfen. Aber das können sie nur, wenn man den Weg der Intuition zu gehen bereit ist. Und der Weg, der über Intuition führt, soll im nächsten Kapitel nochmals kurz in Erinnerung gerufen werden – damit dieses Buch seine Wirkung erzielen kann.

4 Intuition – Einmal mehr...

Die Intuition ist im *Nabelchakra* angesiedelt. Über Intuition gelangt ewiges Wissen aus der Akasha-Chronik zu uns. Diese Chronik ist ein Sinnbild für die Gesamtheit aller Erfahrung, die alles, was je gelebt hat, erfahren durfte.

Natürlich würde diese Unmenge an Wissen, Erfahrung und Erkenntnis den einfachen Menschen erdrücken – vielleicht sogar in den Wahnsinn treiben. Deshalb gelangt dank dem Einfluss der geistigen Helfer immer nur so viel an Wissen aus der geistigen Welt an uns heran, wie wir gerade benötigen und zu verarbeiten imstande sind. Damit dies aber möglich ist, müssen wir bereit dazu sein. Hier sollen aber jetzt nicht nochmal alle Grundlagen erklärt werden, die diesen Vorgang begünstigen. In den Büchern «*Meditieren*», «*Die Illusion wegessen*», «*Die innere Stimme*», «*Die geistige Welt*», «*Weisheit – Perlen und Irrtümer*», «*Moderne Versklavung*», «*Selbstwirksamkeit*», «*Richtig (v)erziehen*», «*Sich selbst sein*» und anderen sind nach Thema aufgegliedert Anleitungen und Basiswissen dazu nachzulesen. Ja, eigentlich geht es ja bei allen Büchern des Verlags *denkmalnach.ch* um diesen Ansatz.

Aber wenn wir heilen, so tun wir auf selbstlose Weise Gutes. Und wer so handelt, dem wird direkt Hilfe aus der geistigen Welt zuteil. Und somit kann über energetisches Heilen vieles Umgangen werden, was sonst von Nöten wäre, um verstehen zu können.

Es nützt aber nichts, wenn uns etwas zuteilwird, was wir aber nicht wahrnehmen können und wahrnehmen wollen.

Darum ist es bei der Energiearbeit wichtig, dass wir uns während der Behandlung öffnen und uns selbst «lesen lernen». Denn Hinweise und neue Heilansätze können nur durch uns zu uns gelangen. Und darum müssen wir den ewigen Kritiker in uns, den ständigen Neinsager überwinden und bereit sein auszuprobieren. Denn das wird uns lehren, dass es Dinge gibt, die wir überhaupt nicht für möglich gehalten haben. Und indem wir dies tun, werden wir zum Schöpfer neuer Techniken und Ansätze. Dadurch helfen wir mit, das Feld des energetischen Heilens zu erweitern und das Wissen darüber zu mehren.

In den Beispielen dieses Buches gibt der Autor Dinge weiter, die ihm intuitiv zuteilwurden. Und er ist überzeugt, dass dadurch den Leserinnen und Lesern geholfen werden kann, ihren inneren Neinsager zu überwinden und ihren Glauben an das Unmögliche auszubauen. Wer lesen kann, was schon mal war, der kann in sich selbst zu glauben beginnen. Und es ist der Glaube, der uns unsere Intuition wahrnehmen und weitertragen hilft.

In diesem Sinne sei hier einfach darauf verwiesen, dass unsere Intuition unsere Trumpfkarte in der Entwicklung unserer Fertigkeiten in Sachen Energiearbeit ist.

Chakras sind Energiezentren, die sich entwickeln und vergrössern, je mehr wir auf sie abstellen. Das Nabelchakra, zuständig für Intuition, ist nicht vergebens in der Körpermitte angesiedelt. Wer dieses Chakra entwickelt, der entwickelt gleichsam alle anderen Charkras mit. Und weil so ein riesiges Potenzial freigeschaltet wird, muss die geistige Welt immer wieder bremsen, damit wir an der Macht, die dieses Potenzial mit sich bringt, nicht zugrunde gehen. Wer energetisch arbeitet und dabei Intuition zulässt, der schafft dadurch die Voraussetzung für spirituelle Entwicklung. Wer seinen Charakter bildet und tugendhaft lebt, der ermöglicht dadurch die Realisation dieser Entwicklung.

Wir erkennen: Energiearbeit ist das Tor zur Spiritualität. Wir erkennen dabei aber auch, dass das Ganze viel mehr ist als nur Energiearbeit. Darum all die Bücher dieser Serie *«Spirituelles Wissen»*.

Lassen wir jetzt aber all diese einleitenden Hinweise und kommen wir zum Eingemachten: Zu den Beispielen, die als Grundlage für die Inspiration dienen sollen…

5 Fall 1 - Der Sichelfuss

Fallbeschreibung

Ein Baby kommt mit einem stark nach innen abgedrehten rechten Fuss zur Welt. Die Eltern und Ärzte denken an eine körperliche Beeinträchtigung auf Lebzeiten. Die Mutter massiert das Fussgelenk regelmässig und der Fuss entwickelt sich mehr oder weniger normal. Allerdings strauchelt der heranwachsende Junge beim Gehen oft. Ab dem zehnten Altersjahr kommt es dann häufig zu Misstritten, die zu Anrissen der Fussgelenkbänder führen und den Jungen vor allem bei sportlichen Aktivitäten stark verunsichern. Interessanterweise kommt es dann zu einer Verschiebung des Problems vom rechten auf den linken Fuss. Auf einmal sind Verstauungen und Bänderanrisse beim linken Fussgelenk häufiger. Rechts scheint sich das Problem gelöst zu haben. Zu einer energetischen Behandlung kommt es dann schliesslich, weil im linken Fussgelenk ständig Phantomschmerzen auftreten. Diese Schmerzen sind mit einer straken emotionalen Trübung und Traurigkeit verbunden. Durch die energetischen Behandlungen kommen viele Aspekte aus der Vergangenheit und aus früheren Leben an die Oberfläche. Es scheint sich um ein gewichtiges Thema zu handeln, denn trotz mehrjähriger regelmässiger Behandlungen fühlt der inzwischen zum Mann herangewachsene Patient noch immer Einschränkungen und Unsicherheiten. Er trägt etwas mit sich, das der Auflösung bedarf. Und der Mann vermutet, dass es mit seiner Lebensaufgabe zu tun hat.

Erfolgte Behandlung

Bis etwa zum fünfunddreissigsten Altersjahr wusste der Patient noch nichts von alternativen und energetischen Behandlungsmethoden. Die Schulmedizin hat die Verstauchungen und Bänderanrisse jeweils äusserlich behandelt mit kühlenden Binden, Salben und Schienen. Dies führte regelmässig zu einer Versteifung des linken Fussgelenkes, so dass dann physiotherapeutische Massnahmen zum Wiedererlangen der Beweglichkeit und des Muskelaufbaus nötig wurden. Schliesslich empfahl die Schulmedizin, das Fussgelenk zu operieren, um die entsprechenden Bänder, die durch all die Anrisse stark vernarbt und lose wurden, zu kürzen, so dass es nicht mehr zum Einknicken des Fussgelenkes kommen kann. Diesen Schritt wollte der Patient aber nicht machen. Daher kam es zu energetischen Behandlungsversuchen.

Bei den ersten energetischen Behandlungen konnte festgestellt werden, dass besonders auf der emotionalen, der astralen Stufe, viele Verbindungen aus der Kindheit des Mannes insbesondere auf dem Fussgelenk-Neben-Chakra lagen. Diese Verbindungen führten regelmässig zu einer Stauung dieses Neben-Chakras. Nach zwei drei Behandlungen, als die Verbindungen nicht zurückgingen und nicht zurückverfolgt werden konnten, viel dem Autor auf, dass ebenfalls beim rechten Fussgelenk starke Verbindungen auf der astralen Stufe bestanden, und zwar mehrheitlich im karmischen Bereich, also herrührend aus einem früheren Leben. Ein Verfolgen dieser Verbindungen ergab, dass der Mann in einem früheren Leben für eine an und für sich gute Handlung von den durch diese Handlung in Bedrängnis gebrachten

Autoritäten verurteilt wurde. Dies führte dazu, dass der Patient diese Autoritäten in diesem früheren Leben verfluchte. Diese Verwünschung schlug dann auf den Patienten zurück und belegte das rechte Fussgelenk. Die rechte Seite des Körpers steht für Härte, Strenge, Durchsetzungsvermögen, Kraft und Macht. Schmerzen im Fussgelenk zeigen oft etwas an, das man aus der Vergangenheit oder aus früheren Leben Schritt für Schritt mit sich trägt, jedoch bewusst oder unbewusst verdrängt. Fehltritte sind unter anderem auch auf unbewusste Unsicherheiten zurückzuführen. Somit dürften die Probleme in den Fussgelenken immer wieder darauf hingewiesen haben, dass da etwas aufzuarbeiten und loszulassen wäre.

Interessant ist die Verschiebung des Problems von zuerst dem rechten auf das linke Fussgelenk. Die Medizin erklärte das Phänomen, dass aufgrund der vielen Vorfälle das rechte Fussgelenk unbewusst geschont wurde und aufgrund der erhöhten Belastung das linke Fussgelenk entsprechend mehr zu tragen hatte, was zu einer Überbelastung und folglich zu den regelmässigen Verstauchungen geführt habe. Das ist sicher richtig so. Allerdings konnte auf energetischer Ebene ebenfalls eine Verschiebung festgestellt werden, insbesondere auf astraler Ebene. Der Patient erzählte, dass er immer lieb gewesen sei; vielleicht sogar zu lieb. So wurde er oft von andern ausgenutzt. Auch wurde ihm regelmässig die Verantwortung für Dinge übergeben, weil er aufgrund eines unterbewussten Schuldgefühls und einer inneren Unsicherheit bereit dazu war, Schuld auf sich zu nehmen. Wahrscheinlich als Kompensationshandlung dafür, weil die Verantwortung für Geschehenes aus Vergangenheit und früheren Leben noch nicht abgelegt werden konnte und karmische Stolpersteine noch nicht gesühnt waren. Wer zu lieb ist mit andern und zu böse mit sich selbst, der schwächt seine linke Körperhälfte. Und tatsächlich hatte der Patient auch mit dem linken Knie und der linken Hand oft gesundheitliche Probleme. Somit dürfte sich die Verschiebung des Problems vom rechten auf das linke Fussgelenk mit einer unnötigen Schuldübernahme und auch Opferrolle des Patienten erklären. Entsprechend gab es beim linken Fussgelenk auf allen Stufen und zeitlichen Ebenen Verbindungen, karmische Verstrickungen und Stolpersteine zu lösen und zu verarbeiten. Dies aber erst, nachdem die karmischen Stolpersteine beim rechten Fussgelenk gelöst werden konnten. Die Behandlung dauert seit fast fünf Jahren an und der Durchbruch ist noch nicht geschafft. Allerdings sind die Zwischenfälle beim linken Fussgelenk bedeutend seltener geworden und die Phantomschmerzen treten nur noch in Zusammenhang mit einer bestimmten anderen Person auf, die scheinbar in diesem früheren Leben, beim Vorfall mit den Autoritäten, mit eine Rolle gespielt hat. Durch Aufarbeitung der Verwünschung auf die Autoritäten und auf diese Person sollte es möglich sein, das Problem nach und nach in den Griff zu bekommen. Allerdings drängt der Patient gar nicht mehr so sehr darauf, weil er der Meinung ist, dass dieses Fussgelenk ihm den Weg zu seiner Lebensaufgabe finden helfe. Dies dadurch, dass er sein Verhalten andern Menschen gegenüber und sein Auftreten in der Gesellschaft und Öffentlichkeit immer wieder überdenken müsse und sich so positiv verändern könne. Und erst wenn er auf dem richtigen Weg sei, werden die restlichen Verbindungen wohl von selbst abfallen und zu

Ganzheit und Heilung führen. Ausserdem habe der Einblick in energetische Heilmethoden und somit auch in die Spiritualität seine Achtsamkeit erhöht und sein Leben durch nachhaltige Veränderung bereichert. Er ist der Überzeugung, dass körperliche Beeinträchtigungen manchmal auch als eine Art «Geschenk» betrachtet und angenommen werden können.

Interpretation des Falles

Dieser Fall ist ein schönes Beispiel dafür, dass es bei der energetischen Behandlung nicht in erster Linie um das Beseitigen von Schmerzen und einer physischen Beeinträchtigung ging, sondern viel mehr um eine Aufarbeitung von Vergangenem, um im jetzigen Leben den richtigen Weg zu finden. Der ganzen Behandlung und dem Prozess liegt also ein lebensberatender Charakter zu Füssen, der den Patienten von Geburt an begleitet und ihn an ganz bestimmten Meilensteinen in seinem Leben vorbei hin zu einer Lebensanschauung geführt hat, die von Ruhe, Verstehen und Zuversicht geprägt ist. Die physische Beeinträchtigung wird nicht mehr als Fehlfunktion und Anomalie wahrgenommen, sondern als Hilfestellung und Wegweiser. Dadurch konnte in vielen Bereichen auf fast allen Stufen eine Entwicklung stattfinden, die den Patienten emotional, mental und charakterlich sehr viel weitergebracht hat.

Sehr bedeutend scheint dem Autor dabei der Faktor Zuversicht. Denn diese lässt es zu, dass andere Perspektiven eingenommen werden können, was die Lösung der vielschichtigen Verknüpfungen überhaupt erst ermöglicht. Es scheint so, als hätte das Fussgelenk als einziges revoltiert, wenn der Patient immer und überall in seinem Umfeld die Probleme übernommen und auf sich geladen hat. Mit dem Bewusstsein, dass dies nicht nötig und auch nicht vorgesehen ist, weil kein Mensch die Welt allein zu retten vermag, gelang es dem Patienten loszulassen und die Dinge so stehen zu lassen, wie sie sind. Dadurch wurde die Last, die er zu tragen hatte, kleiner. Und auch die ständigen Unsicherheiten, die man erleidet, wenn man für andere Problem zu lösen versucht, was man aber nicht schaffen kann, weil dies nicht vorgesehen ist, fielen vom Patienten ab, so dass die Fehltritte immer wie seltener werden.

Mit dem medizinischen Auge betrachtet ist die Behandlung nicht als Erfolg zu verzeichnen. Denn das Problem besteht immer noch. Mit einer Operation wären die physischen Probleme und Einschränkungen wahrscheinlich zu beheben gewesen. Aber dennoch hätte sich das Problem dann wahrscheinlich anderweitig bemerkbar gemacht – sehr wahrscheinlich in Form von Phantomschmerz. Denn dieser war ja auch der Hauptgrund dafür, dass der Patient eine alternative Behandlungsmassnahme gesucht hat.

Der Patient selbst ist der Ansicht, dass es gut komme und dass er an der Problemstellung gewachsen sei. Es spielt ihm keine Rolle mehr, dass das linke Fussgelenk noch immer nicht ganz gut ist. Denn er fühle in sich die Sicherheit, dass es so sein müsse. Zwar sei das Abkippen des Fusses vor allem im Sport nicht angenehm, da es immer etwas einschränke. Aber es sei seit längerem nicht mehr zu drastischen Verstauchungen und Bänderanrissen gekommen. Dies sei als Fortschritt und Zeichen zu deuten. Allerdings sagt er auch ganz klar, dass die Heilung erst vollständig erfolgen könne, wenn die Angelegenheit mit der noch lebenden Person geklärt sei. Daran sei er am Arbeiten – aber die Umstände seien nicht so einfach und es brauche Zeit auf beiden Seiten. Aber auf karmischer Ebene habe eine Auflösung stattgefunden, was die weiteren Schritte in diesem Leben begünstige.

Interessant ist, dass unabhängig von dieser Behandlung zwei andere spirituell tätige Personen ausgesagt haben, dass es sich beim Patienten und der mit ihm karmisch verbundenen Person um *«verlorene Zwillinge»* und um eine starke *Seelenverwandtschaft,* womöglich sogar um *Seelenzwillinge* handle. Eine dritte Person, die intensiv in Energiearbeit tätig ist, meinte, man könnte meinen, es handle sich bei diesen beiden um zwei Seelen, die energetisch betrachtet in absoluter Eintracht und Harmonie erscheinen. Also dürfte diesem Sichelfuss eine viel weitreichendere Bedeutung zukommen, als der Patient anfänglich gedacht hat. Wohin der Weg führen wird, werden wir wahrscheinlich nie erfahren; aber dieser Weg dürfte über das innere Auge betrachtet sehr weit führen…

6 Fall 2 - Die Daumensehne

Fallbeschreibung

Ein Mann schnitt sich mit einem scharfen Spezialmesser beim Veredeln eines Apfelbaumes auf der oberen Seite seines linken Daumens zwischen dem zweiten und dritten Fingergelenk so tief, dass eine Sehne zertrennt wurde. Die Schnittwunde wurde energetisch behandelt, desinfiziert und verbunden und sie verheilte schnell und gut. Allerdings wusste der Mann da noch nicht, dass eine Sehne zertrennt war. Erst, als die Wunde verheilt und der Finger daher wieder ohne Schonung bewegt werden konnte, stellte der Mann eine Einschränkung der Beweglichkeit beim Heraufbiegen des Daumens in Richtung des Handrückens fest. Er begab sich daraufhin zum Hausarzt, der nichts für ihn tun konnte und eine Abklärung beim Spezialisten empfahl. Der Mann wollte diese Abklärungen aber nicht machen lassen, da die Wunde ja so weit gut verheilt war und die Bewegungseinschränkung im Alltag kaum zu Beeinträchtigungen führte. Eine Abklärung hätte nur Aufwand aber keinen Ertrag gebracht.

Allerdings kamen nach der Heilung der Schnittwunde immer wieder sporadische Schmerzen in diesem Daumen vor. Der Mann beschrieb diese so, dass im Daumen drin manchmal innert weniger Sekunden ein ziehender Schmerz aufkomme, der manchmal bis zu zwei drei Stunden anhalte, dann aber wieder verschwinde. Der Schmerz sei nicht auf körperliche Überbelastung zurückzuführen und erinnere in seiner Art eher an

Phantomschmerz als an einen Schmerz mit klarer äusserlicher Ursache auf physischer Ebene.

Der Mann erzählte noch, dass er mal beim Spazieren mit einer anderen Person wieder diesen Schmerz gefühlt habe und dann der starke Wunsch in ihm aufgekommen sei, seinen schmerzenden Daumen der anderen Person in die Hand legen zu dürfen. Als er sie darum gebeten hat und diese mit ihrer Hand den schmerzenden Daumen umfasste, habe sich im Mann drin emotional etwas gelöst, so dass er in Tränen ausbrach und nicht anderes tun konnte als sich gehen zu lassen und sich gehen lassen zu dürfen.

Später sei zusammen mit dem aufkommenden Schmerz im Daumen regelmässig ein Bild dieser Person vor dem inneren Auge des Mannes erschienen, was ihn dann dazu veranlasste, sich einer energetischen Behandlung zu unterziehen.

Erfolgte Behandlung

Eine Hand kann ohne den Daumen nicht richtig und fest zugreifen. Daher wurde der Daumen und die Schnittwunde inklusive der Narbe umfassend nach möglichen bestehenden Verbindungen untersucht. Dabei wurden viele verschiedene aktuelle Verbindungen und ein paar gewichtige Verbindungen in der Vergangenheit auf astraler Ebene gefunden. Aufgrund des Nachfragens der behandelnden Person erzählte der Patient, dass er damals, als er sich in den Daumen geschnitten habe, auf der Arbeit ernste und gewichtige Probleme mit seinem Vorgesetzten gehabt habe. Das Veredeln des Apfelbaums sei nicht zuletzt eine Kompensationsbeschäftigung gewesen, um mit dieser schönen Arbeit im Garten die Probleme im Beruf zu vergessen.

Aufgrund dieser Aussage konnten starke negative Verbindungen des Vorgesetzten des Patienten auf die Schnittwunde gefunden und dann auch getrennt werden.

Der Patient erzählte weiter, dass er bis zu diesen Problemen mit dem Vorgesetzten ein recht beliebter Mitarbeiter im Team gewesen sei, der andern zugehört habe und ihnen auch half, wenn er eine Möglichkeit dazu gesehen habe. Aufgrund der Probleme habe er sich dann aber zurückgezogen und habe aufgehört damit, andern zu helfen.

Diese Aussage erklärte die vielen schwächeren Verbindungen. Die linke Körperhälfte steht für Zuneigung, Emotion und Güte. Es schien so, als hätten diverse Personen um den Patienten bedauert, dass er sich zurückgezogen hat und sich nicht mehr im Sinne des Guten einsetzte und andern half.

Diese Feststellung erlaubte es, den grössten Teil der Verbindungen im Hier und Jetzt wie auch in der Vergangenheit zu lösen. Allerdings kam dann eine enorm starke karmische Verbindung zu Vorschein. Es machte den Anschein, als hätte der Patient in einem früheren Leben bereits mal die gleiche Situation erlebt. Und es schien auch, dass der Vorgesetzte auch in diesem früheren Leben eine Rolle gespielt hatte. So wurde beim Behandeln nach einem karmischen Stolperstein gesucht, der dann auch in Form einer Verwünschung des Vorgesetzten auf den Patienten gefunden werden konnte. Der Patient wurde angehalten, seinem Vorgesetzten in diesem und im früheren Leben dafür zu vergeben, dass dieser ihn auf diffuse und intrigante Weise daran zu hindern versuchte, andern zu helfen und damit eben auch ungewollt die geheimen Pläne des Vorgesetzten zu durchkreuzen. Auch wurde der Patient angehalten, die Engel zu bitten, dass sie den Vorgesetzten im Namen des Patienten um Vergebung bitten. Dann wurden die Verbindungen der Verwünschungen auf aktueller und karmischer Stufe getrennt. Dies führte zu einem starken Nachlassen der Schmerzen im Daumen und zu einem bedeutend selteneren Auftreten derselben.

Da aber die Schmerzen immer noch ab und zu auftraten, wurde nochmals versucht, die Ursache dafür zu finden. Intuitiv wurde die behandelnde Person zu der Bekannten des Patienten geführt, die ihm den Daumen in ihre Hand genommen hat, was zu einem starken emotionalen Ausbruch beim Patienten geführt hatte. Dabei stellte sich heraus, dass es sich bei dieser um eine mitarbeitende Person auf der Arbeit des Patienten handelt, die sich stark verantwortlich dafür fühlte, was dem Patienten widerfahren ist. Und so konnten auf aktueller und karmischer Ebene starke Schuldgefühle und entsprechende astrale und mentale Verbindungen von dieser Person auf den Patienten aufgedeckt werden. Ein Teil dieser Verbindungen lief indirekt über den gemeinsamen Vorgesetzten.

So wurde der Patient auch hier angehalten, der mitarbeitenden Person aktuell und im früheren Leben zu vergeben und auch hier die Engel zu bitten, diese Person um Entschuldigung für all die Sorgen und Schuldgefühle zu bitten, die der Patient in ihr ausgelöst und hervorgerufen hatte. Nach dieser Prozedur war der Patient sichtlich erschöpft und den Tränen nahe. Und als ihm erklärt wurde, dass es zwar eine schöne Eigenschaft sei, andern immer helfen zu wollen, dass dies aber oft nicht vorgesehen sei und häufig auch zu Ausnutzungsverhältnissen mit möglichen, tragischen Folgen führen könne, liefen dem Patienten die Tränen über die Wange. Auf seinem Gesicht machte sich ein Ausdruck der Erleichterung breit.

Bei einer späteren Begegnung erklärte der Patient der behandelnden Person, dass er sich selbst mehrmals dafür habe vergeben müssen, dass er so sehr das Gute gewollt und dabei nicht die bestehenden Gesetzmässigkeiten in der Gesellschaft berücksichtigt habe. Wenn er dies tue, dann, wenn er aufkommende Schmerzen in seinem linken Daume fühle, dann würden die Schmerzen wieder verschwinden. Er sei darum jetzt am Lernen, störende Situation von Ungerechtigkeit und Unwahrheit über Gedanken zu beeinflussen und nicht über konkretes Eingreifen. Dies helfe ihm. Allerdings habe ihn dies verändert – und nicht alle seiner Mitmenschen seien bereit, diese Veränderung in ihm zu akzeptieren. Manche möchten ihn weiterhin als denjenigen, der ihnen immer wieder helfe und sich für sie einsetze. Aber die Schmerzen im Daumen würden ihn immer wieder ermahnen, dass dies nicht sein Weg und seine Aufgabe sei. Trotzdem wünsche er diesen Menschen in Gedanken nur das Beste…

Anmerkung des Autors: Bei der Behandlung stellte sich immer wieder heraus, dass es wichtig ist, dass die bestehenden Verbindungen nicht nur auf den Daumen selbst, sondern auch auf die Narbe und auf die Sehne getrennt werden.

Interpretation des Falles

Auch bei diesem Fall führte die energetische Behandlung nicht zur endgültigen Lösung des Problems und der Schmerzen. Es scheint so, als müsste der Patient seine Haltung und auch sein Verhalten andern gegenüber ändern, damit die Phantomschmerzen endgültig aufhören.

Auf physischer Ebene ist abgesehen von der Bewegungseinschränkung und der Narbe nichts mehr feststellbar. Im Herzen des Patienten aber gibt es sowohl im vorderen wie auch im rückwärtigen Herzchakra und den dazugehörenden Schutznetzen immer wieder Einflüsse und Unreinheiten zu beseitigen, die schwer gewichten und zu grosser Traurigkeit führen. Scheinbar tut sich der Patient mit dem Leid auf Erden dermassen schwer, dass er bereit dazu wäre, sich dafür selbst aufzuopfern. Aber die Welt will keine Opfer. Sie will Lernort für alle sein. Wenn diejenigen, die die Kraft der Liebe erkannt haben, sich für die andern opfern, dann verschwinden die Liebenden und die Lernenden bleiben ohne Vorbilder zurück.

Wohl deshalb sind die Schmerzen noch nicht weg. Und wohl auch deshalb hat dieser Behandlungsfall ein Kapitel in diesem Buch gewidmet bekommen. Denn wer energetisch heilt, der unterliegt immer wieder der Verführung, Leid und Schmerz auf sich nehmen zu wollen und dadurch den Lerneffekt, den sie hätten, zu vereiteln.

Und dass der Unfall mit der Schnittwunde beim Veredeln eines Apfelbaumes stattgefunden hat, dürfte kein Zufall sein. Wir alle wissen, wofür der Apfel in der Genesis der Bibel steht. Und was Veredelung bedeutet, spricht ebenfalls Bände.

Beim veredelten Apfelbaum handelt es sich übrigens um einen *Wächterbaum*.

7 Fall 3 - Die Kopfschmerzen

Fallbeschreibung

Eine Lehrkraft kam in eine energetische Behandlung, weil sie immer wieder an starken Kopfschmerzen litt. Die Kopfschmerzen würden während dem Schulalltag im Laufe des Vormittags anfangen und sich dann bis gegen Abend hin immer wie mehr steigern. Je mehr Stress und je belastender das Arbeitsumfeld, je länger und stärker würden sie andauern. Besonders gegen Weihnachten und Schulschluss, dann wenn auch Selektionsphasen, Schulnoten und Übertrittsentscheide anstünden, würden die Kopfschmerzen zu einer fast nicht auszuhaltenden Belastung.

Nachfragen und Nachforschungen ergaben, dass es sich bei dieser Lehrkraft um eine hochsensible Person handelt, die stark an den verbrauchten Energien anderer Menschen leidet. Ihr wurde geraten, immer darauf zu achten, dass die Schulräume gut gelüftet sind, und dass sie viel Wasser trinkt, da dieses negative Energien aufnimmt und über den Harnweg ausscheiden hilft. Ebenfalls würde regelmässiges Duschen mit Salz helfen (man reibt sich mit einer Hand voll Salz ein, weist die Energiezentren an, dass sie ihre negativen, verbrauchten Energien an Wasser und Salz übertragen können und duscht sich dann ab).

Die Lehrperson berichtete bei einem späteren Besuch, dass es mit den Massnahmen etwas besser geworden sei, dass die Kopfschmerzen aber immer noch als Problem weiterbestünden.

Es zeigte sich, dass die Person aufgrund der seriös und regelmässig befolgten Massnahmen energetisch viel besser aufgestellt war als beim ersten Besuch. Auch schienen bei ihr bestimmte energetische Veränderungen vor sich gegangen zu sein.

Erfolgte Behandlung

Eine vollumfängliche energetische Behandlung zeigte auf, dass die Person viele gestaute Haupt- und Neben-Chakras hatte. Insbesondere das Wurzelchakra und die Fusssohlen-Nebenchakras sowie der Erdstern waren stark gestaut. Auch das Perineum-Chakra (Damm-Nebenchakra) war stark gestaut sowie das Mengmein-Chakra.

Aus Erfahrung in Bezug auf Kopfschmerzen nahm die behandelnde Person folgende Massnahmen vor:

- Alle Hauptchakras wurden auf der aktuellen Ebene gereinigt und alle Verbindungen darauf getrennt. Besonders auf astraler Ebene gab es da so einiges zu trennen. Auch die Schutznetze wurden gereinigt.
- In Bezug auf die Kopfschmerzen wurde der Durchfluss der Energie Himmel – Erde, Erde – Himmel verbessert, indem Himmelstor und Erdstern gereinigt und von Verbindungen getrennt wurden, die Fusssohlen-Nebenchakras, das Perineum-Chakra, das Hinterkopf-Nebenchakra, das Nacken-Nebenchakra und nochmals das Kronen-Chakra ebenfalls entstaut und dann der Durchfluss der Energie über den Hauptmeridian gereinigt wurde (dazu alle negative Energie im Hauptmeridian zwischen die Hände nehmen und auflösen.)

- Dann wurde die Wirbelsäule auf ätherischer, astraler und mentaler Ebene gereinigt.
- Anschliessend wurde das kundaline Zentrum sowie die kundalinen Energiebahnen Shushumna, Pingala und Ida sowie die blaue Perle (die Zirbeldrüse) gereinigt.
- Danach wurden alle Haupt-, Neben- und Mini-Chakras im Kopfbereich gereinigt und von Verbindungen getrennt (Schläfen-Minichakras links und rechts, Kiefernebenhöhlen-Minichakras links und rechts, Nasen-Minichakras links und rechts, Augen-Nebenchakras links und rechts, Ohren-Nebenchakras links und rechts, Hinterkopf-Nebenchakra, Kopfansatz-Nebenchakra, nochmals das Nackennebenchakra, Atlas-Nebenchakra (beim Atlas-Wirbel) und Schulter-Nebenchakras).

Im Anschluss daran ging es der Lehrperson für einen Moment lang besser. Aber nach zwei bis drei Wochen waren die Kopfschmerzen wieder da und die Lehrperson fragte wieder nach, um zu einer energetischen Behandlung zu kommen.

Da es nichts bringt, immer wieder die Symptome zu bekämpfen, wenn die Ursachen nicht beseitigt werden können, forschte die behandelnde Person nach möglichen Ursachen. Dabei stellte sich heraus, dass die betroffene Lehrperson immer wieder in anderen Räumen arbeiten muss und regelmässig auf fremden Stühlen absitzt. Auch schien sie immer wieder negative externe Verbindungen von allen am Schulbetrieb beteiligten Personen, also Schüler/innen, Eltern, andere Lehrpersonen und

Schulbehörden auf sich zu ziehen. Darum wurden folgende Massnahmen getroffen:

- Der Lehrperson wurde gezeigt, wie sie Räume und Stühle energetisch reinigen und von negativen Verbindungen trennen kann (einfach die negative Energie des Raums oder Stuhls zwischen die Handflächen nehmen und auflösen). Besonders in Räumen, wo Menschen sich aufhalten, die mit sich und ihrer Umwelt nicht im Reinen sind, und wo es daher auch häufig zu emotional negativ wirkenden Ereignissen kommt, ist viel negative Energie zu finden, die sich ähnlich wie Kohlendioxid auf dem Raumboden absetzt und zuerst die Fusssohlen-Nebenchakras mattsetzt. Dann, wenn die negative Energie im Raum zunimmt und ansteigt, da sie diesen füllt, wird sie irgendwann mal das Milz-Chakra lähmen, und dann ist die energetische Zufuhr für einen Menschen stark gehemmt und es kommt dann zu Erscheinungen wie starker Müdigkeit, Kopfschmerzen, Schwindelgefühl, Unwohlsein oder Kraftlosigkeit. Wenn man sitzt, liegt das Milz-Chakra tiefer als im Stehen. Somit ist man sitzend schneller betroffen. Auch Kinder, die aufgrund ihrer geringeren Körpergrösse schneller ganz im Sumpf der sich absetzenden negativen Energien im Raum versinken, fangen dann an zu quengeln und ausfällig oder aggressiv andern gegenüber zu werden.

- Im Anschluss wurde der Lehrperson erklärt, wie sie die Verbindungen von Personen, Klassen, Kollegien, Behördengremien und Institutionen trennen kann. Sie erhielt die Anweisung, dies in der Mittagspause und am Abend nach Arbeitsende zu tun.

- Weiter wurde die Lehrperson angewiesen, Mailbox, Mobiltelefon und anderweitige Medienkanäle nach 18:00 Uhr abends nicht mehr zu konsultieren, damit nicht immer wieder Verbindungen entstehen können, die der Erholung und dem Schlaf schaden.

Diese Massnahmen brachten guten Erfolg in Bezug auf Müdigkeitsempfinden und auf die Kopfschmerzen der Lehrperson. Allerdings war die Belastung durch die Energiearbeit, also das Reinigen der Räume und Stühle sowie das Trennen der Verbindungen sehr anstrengend und zeitraubend für diese Person. Aber der Leidensdruck, der über die Kopfschmerzen beträchtlich war, veranlasste sie immer wieder dazu, die reinigenden Energiearbeiten zu verrichten.

Die Folge davon war, dass sie dabei immer wie effizienter wurde und auch selbst Optimierungsprozesse entwickelte, die es ihr ermöglichte, mehrere Räume gleichzeitig zu reinigen oder ganze Gruppen von Verbindungsquellen zu trennen.

Nachdem die Lehrperson eine bestimmte Zeit lang energetisch gearbeitet hatte, stellte sie fest, dass ihre energetische Resilienz zugenommen hatte. Sie reagierte bedeutend weniger sensibel auf die energetischen Belastungen des Schulalltags, wurde effizienter in der Arbeitsbewältigung und hatte somit mehr Zeit für sich und für ihre Erholung. Dies führte allgemein zu einer Verbesserung der Lebensqualität und der Lebensfreude.

Zwar leidet die Lehrperson noch immer unter ihrer hohen Empfindsamkeit. Aber sie hat gelernt damit umzugehen und kann immer mehr auch die positiven Seiten ihrer Hochsensibilität nutzen. Das energetische Arbeiten hat ihr ein neues Wahrnehmungs- und Betätigungsfeld eröffnet und ihr Leben dadurch bereichert. Sie kann sich besser abgrenzen und hat somit mehr Zeit und Energie zur Verfügung für Menschen und Dinge, die es Wert sind, dass ihnen Aufmerksamkeit entgegengebracht wird.

Interpretation des Falles

Bei diesem Behandlungsprozess ist schön ersichtlich, wie eine energetisch für alle offene Person lernt, sich abzugrenzen und sich gegen diffusen, allseitigen Energieverslust zu schützen. Auch zeigt dieses Beispiel auf, dass dort, wo viele Menschen aufeinandertreffen und miteinander astral und mental agieren, viel negative Energien ausgeschüttet werden, welche allen anwesenden Personen energetisch und mit der Zeit auch gesundheitlich schaden. Nur merken hochsensible Personen diese Belastungen viel schneller als durchschnittliche Menschen.

Kinder und Jugendliche sind oft feinfühliger als Erwachsene. Viele Unterrichts- und Lernstörungen dürften also ebenfalls auf energetische Überbeanspruchung oder negative Energieansammlungen zurückzuführen sein.

Die behandelte Lehrperson berichtete, dass ihre Schülerinnen und Schüler mit der Zeit gewisse Schulräume gemieden und von selbst ihr Klassenzimmer regelmässig gelüftet hätten, weil sie von der energetischen Arbeit der Lehrperson profitiert und selbst mit der Zeit andere Räume, schlechte Luft und negative Energien bewusst oder unbewusst am eigenen Körper und Wohlbefinden wahrgenommen haben. Wahrscheinlich könnte der Volksgesundheit viel Gutes getan werden, wenn Arbeitsplätze, Schulen, Spitäler und so weiter regelmässig von negativen Energien gereinigt würden.

Natürlich ist es ein Ding der Unmöglichkeit für eine einzelne Person, ganze Schulhäuser oder Bürokomplexe energetisch reinzuhalten – zumal der grösste Teil der Anwesenden solche Massnahmen belächeln und als unnütz verschreien würden. Aber der Ausgang und der Nutzen einer Konferenz ist definitiv ein anderer, wenn jemand mit dabei ist, der unscheinbar den Raum energetisch reinhält und negative Einflüsse in Form von Elementalen, Entitäten, sich absetzenden negativen Energien oder negativen Verbindungen kontrolliert. Man sollte sich aber gut überlegen, ob man sich in solche Dinge einmischen will. Bei einem spirituellen Seminar mag das gewinnbringend und fördernd sein. Bei einer Konferenz, wo Manipulation und menschenverachtende Absichten bestehen, würde man dem Bösen Beihilfe leisten, würde man die negativen Einflüsse wegwischen und ihnen so ihre Wirkung und ihren Einfluss auf die unterbewusste Wahrnehmung der Beteiligten nehmen.

Manchmal bleibt einem halt nichts anderes übrig, als angestammte Bereiche, Lokalitäten und Arbeitsplätze zu meiden oder mit der Zeit ganz zu verlassen. Feinstofflichkeit verträgt sich schlecht mit tieferen und negativen Schwingungsfrequenzen. Aber das Leben hält immer irgendwo ein gutes Umfeld bereit, das ein Weiterleben in Wohlbefinden und Glück begünstigt.

Fallbeschreibung

Ein jüngerer Mann kam in eine Behandlung, ohne genau anzugeben, warum oder wegen welchen Beschwerden er komme. Die behandelnde Person deutete dies eher als Neugierde. Und da eine allgemeine energetische Behandlung, ähnlich wie Wellness auch, immer guttut und etwas Unerwartetes hervorbringen kann, wurde eine allgemeine Behandlung vorgenommen.

Zwar konnten bei dieser Behandlung ein paar kleinere Entwicklungsbaustellen und kleinere Beschwerden in Form von Stauungen, Verbindungen und negativen Energien wahrgenommen und behandelt werden. Aber es kam nichts Bemerkenswertes zum Vorschein. Dies hätte auch erstaunt, denn beim Patienten handelte es sich um einen äusserst sportlichen und ausgeglichenen, gesunden Mann.

Aus einem Gefühl heraus schlug die behandelnde Person dem Manne noch vor, zwei drei Karten zu ziehen. So wurde aus den Bereichen Seelenerkenntnis, Selbstheilung und Lebensgestaltung noch je eine Karte gezogen. Aber auch hier schien nichts auf grosse Resonanz zu stossen. Aber der Patient, der kein Patient zu sein schien, hörte aufmerksam zu und schien keineswegs betrübt, dass sowohl bei Behandlung wie auch beim Kartenziehen keine klaren Resultate erkennbar wurden.

Nachdem die behandelnde Person mit dem ihr Möglichen durch war, fragte der Patient noch so das eine oder andere in Bezug auf Energiearbeit, übersinnliche Wahrnehmung und Spiritualität. Es ergab sich ein Gespräch, das aber irgendwie nicht so ganz in Fahrt kam. Und schliesslich fing der jüngere Mann dann an zu erzählen, dass er mal eine Freundin gehabt habe, die er als um einiges gescheiter eingeschätzt habe als sich selbst. Und dass er mit dieser Freundin, im Wissen, dass sie ihn ohnehin früher oder später verlassen würde, eines Tages aus einer spontan aufkommenden Angst heraus auf der Stelle Schluss gemacht hätte.

Er betonte, dass er dieses Vorgehen noch heute tief bereue, dass er aber keinen anderen Weg gesehen habe. Er erzählte auch, dass er mehrere Jahre später versucht habe, mit dieser Frau Kontakt aufzunehmen, um sich so gut wie möglich zu erklären und zu entschuldigen. Aber diese habe den Kontakt nicht gewollt.

Und so war offensichtlich diese nicht vollends beigelegte Beziehungssituation das, warum der Patient in die Behandlung kam, ohne zu wissen, dass er deswegen gekommen war.

Erfolgte Behandlung

Nachdem bereits eine allgemeine energetische Behandlung stattgefunden hatte, gab es für die behandelnde Person nicht mehr viel zu tun. Es wurde eine starke Verbindung zwischen den beiden ehemals Verliebten getrennt. Danach wurden noch ein paar kleiner Verbindungen auf Stufe Vergangenheit behandelt – insbesondere auf den rückwärtigen Herz- und Solarplexus-Chakras, und dann war energetisch gesehen das Potenzial bereits ausgeschöpft. Allerdings wurde dem Mann noch empfohlen, seiner ehemaligen Freundin zu vergeben und sie über die Hilfe der geistigen Helfer seinerseits um Vergebung zu bitten. Verbindungen aufgrund dieses Prozesses gab es erstaunlicherweise keine zu trennen.

Dafür kam dann noch klar und deutlich zum Vorschein, dass der jüngere Mann der Hilfe der behandelnden Person bedurfte, um sich selbst zu vergeben. Alles Davonrennen, jede sportliche Höchstleistung und jedes berufliche Wagnis halfen nicht, sich selbst dafür vergeben zu können, dass man einen geliebten Menschen aus einer inneren und unergründbaren Angst heraus hat fallenlassen.

Nach diesen Prozeduren erschien der Mann der behandelnden Person gelöster und erleichtert. Aber die behandelnde Person wusste auch, dass da noch etwas aufwarten würde, dass später zur Behandlung kommen würde: nämlich die unbewusste Ursache für die unergründbare Angst, die wohl karmischen Ursprung hat…

Der Mann kam seither nicht mehr zu einer Behandlung. Aber die behandelnde Person ist sich ziemlich sicher, dass dies noch irgendwann mal geschehen wird. Wenn nicht bei ihr, dann bei einer anderen medial veranlagten Person.

Interpretation des Falles

Ob wir einer energetischen Behandlung bedürfen oder nicht, können wir oft gar nicht beurteilen. Der soeben beschriebene Fall zeigt auf, dass eine allgemeine Behandlung etwas hervorbringen kann, dass der

Aufmerksamkeit bedarf, damit es wirken und dann abgelegt werden kann.

Sicherlich entspricht der behandelte Mann keineswegs dem klassischen Klienten, der sich für energetische Heilmethoden interessiert, auch wenn er sehr liebenswürdig, still und feinfühlig ist. Aber das will noch lange nicht heissen, dass nicht Heilung aufwarten würde.

Wir wissen niemals, was in unserem Unterbewusstsein verborgen liegt und darauf wartet, wahrgenommen zu werden, auf dass Heilung und dadurch Wachstum möglich werden.

Der Autor hat es bereits mehrmals erlebt, dass auch bei «gesunden» Menschen ohne nennenswerte Beschwerden Lasten schwer aufliegen und abgelegt werden möchten. Meist sind es Ereignisse aus der Vergangenheit oder aus früheren Leben. Sie stören (noch) nicht, aber die Seele drängt auf ihre Weise darauf, dass die Lektion gelernt werde, indem diese Ereignisse aufgearbeitet werden.

Was gibt es da noch Weiteres zu sagen? Es gibt zu sagen, dass Offenheit, Vertrauen, Hilfsbereitschaft, Liebe und Dankbarkeit allen den Weg weisen, die sich auf sie berufen. Es fällt niemandem eine Zacke aus der Krone, wenn er sich helfen lässt. Manchmal müssen wir etwas Ungewöhnliches und Anderes tun, um etwas in uns erkennen zu dürfen, was uns ausmacht und uns den Weg weist.

9 Fall 5 - Die stechende Leber

Fallbeschreibung

Sporadisch immer wiederkehrende, zermürbende Schmerzen im rechten Bauchbereich brachten diesen Patienten in die energetische Behandlung.

Der Verdacht auf Blinddarm erhärtete sich energetisch gesehen nicht, da das Blinddarm-Minichakra zu wenig gestaut war und nur eine Verbindung auf sich liegen hatte. Auch das Drücken auf die Stelle verursachte keinen Schmerzanstieg. Und die Dauer des Auftretens der Schmerzen und deren Unregelmässigkeit hielten die behandelnde Person davon ab, den Patienten zum Arzt zu schicken.

Dennoch erwies sich die Problemstellung als komplex. Die stechenden Schmerzen traten unregelmässig auf. Manchmal waren sie eher im Bereich der Leber, manchmal in der Region des Blinddarms und manchmal rückenseitig gegen die rechte Niere zu lokalisieren. Manchmal stachen sie so fest, dass das Einatmen schmerzte. Manchmal tat das sich Hinlegen weh. Es schien, als wäre die gesamte rechte untere Bauchseite betroffen. Aber immer wieder anders.

Der Patient erzählte, dass ihm drei verschiedene Personen an voneinander unabhängig stattfindenden spirituellen Seminaren spontan auf diesen «Problembereich» im Energiefeld angesprochen hätten. Aber niemand konnte sagen, was es war. Sie stellten nur spontan fest, «… da ist etwas…».

Um es gleich vorwegzunehmen: Auch bei dieser Behandlungsprozedur konnte nicht genau eruiert werden, wo das Problem herkommt und worum es sich handelt. Dennoch konnten das Problem so behandelt werden, dass die Schmerzen zumindest bis zum Zeitpunkt des Schreibens dieses Kapitels hier verschwanden…

Erfolgte Behandlung

Nach einer eher allgemeinen Herangehensweise, nämlich indem die Hauptchakras, die Aura und die Energiekanäle gereinigt wurde, checkte die behandelnde Person den ganzen Bereich und die sich in der Nähe befindenden Energiekanäle ab. Am auffälligsten war die Leber. Dort waren die drei Leber-Minichakras stark gestaut. Auch waren auf der Leber und auf jedem der drei Minichakras viele kleine, aber scharfe Verbindungen auf allen drei zeitlichen Stufen auf fast allen energetischen Ebenen auszumachen. Viele dieser Verbindungen deuteten auf bösartige Eifersucht hin.

Ebenfalls auf dem Nieren-Minichakra rechts waren auf allen Zeiten und Stufen negative Verbindungen erkennbar, die in Richtung Hinterhältigkeit hinwiesen. Der behandelnden Person kam intuitiv das Bild des Nierendolchs vor das geistige Auge.

Dann – und das ist eher selten – war das Pendant zum Milzchakra auf der rechten Bauchseite behandelbar, da schon erwacht und entwickelt. Hier waren viele diffuse negative Verbindungen und Verunreinigungen auf allen zeitlichen Stufen und energetischen Ebenen zu trennen und zu reinigen. Auch gab es Siegel zu brechen.

Der Autor möchte hier nicht weiterschreiben, weil starke Emotionen, namentlich Zittern der Hände, Tränenfluss und empathischer Phantomschmerz im rechten Bauchbereich ihn davon abhalten. Aber bei dieser Person handelt es sich um eine Seele, von der wir in diesem oder in einem kommenden Leben noch viel erwarten dürfen.

Oft haben weitentwickelte, alte Seelen mit starken energetischen Angriffen tiefer menschlicher Vernichtungsnatur zu kämpfen. Sie brauchen dann unsere Hilfe, damit sie sich selbst befreien und ihren Weg gehen können. Wir selbst müssen nicht so weit entwickelt sein wie sie. Aber wir müssen das Bindeglied schaffen, das ihnen symbolisch über ihren eigenen Schatten springen oder ihren blinden Fleck überwinden hilft.

Solche Behandlungsmomente sind epochal. Sie verändern für immer und lassen alle Zweifel dahinschmelzen. Denn die starken Gefühle machen jeglichen empirischen Beweis überflüssig. *Mysterium tremendum* – oder wohl eher *Mysterium fascinosum*…

Interpretation des Falles

Bei diesem Fall gibt es nicht viel zu interpretieren. Er zeigt lediglich auf, dass die Menschheit ihr Entwicklungspotenzial und die Geheimnisse der Energiekörper noch lange nicht vollumfänglich erkannt und entschlüsselt hat. Selbst der erfahrenste Heiler kennt nicht alle Energiezentren, die im Menschen erwachen können. Und der Geheimnisse der Energien und ihrer Wirkungen im weit entwickelten Seelenwesen – mit oder ohne Körper – sind viele. Nur wer über Inspiration intuitiv behandelt, kann Hilfestellung bieten, Leiden mildern helfen und womöglich werdenden Äonen den Weg weisen. Ob uns dieses Geschenk mal zugetragen wird oder nicht, wissen wir nicht. Aber wir dürfen es hoffen. Und oft erfahren wir ja nicht, was unsere Behandlungsbemühungen für Früchte tragen.

Eines bleibt sicher und bestimmt: Jede energetische Behandlung, die in Verehrung an das höchstmögliche Ideal ausgeführt wird, verfehlt ihre Wirkung niemals. Da mögen Kritiker leugnen, was sie zu leugnen vermögen, und Maskenträger mögen über Falschaussagen zu kaschieren versuchen, was sie zu verbergen haben – der demütige und redliche Heiler wird Besonderheiten der geistigen Welt in ihrer irdischen Erscheinung immer begünstigen und früher oder später über irgendeine Ebene wahrnehmen. Und das ist der Lohn dafür, dass über Heilung der Ganzheit auf die Sprünge geholfen wird…

Fallbeschreibung

Ein Mädchen im Alter von dreizehn Jahren empfand unregelmässig Schmerzen im rechten Bein. Zuerst traten diese Schmerzen im Hüftgelenk auf, verschoben sich dann aber ins Knie. Manchmal waren die Schmerzen für längere Zeit weg, dann kamen sie wieder. Physiotherapie sowie ein Arztbesuch ergaben nichts. Eine Röntgenaufnahme des gesamten Beins zeigte lediglich eine ganz leichte Verdunkelung im Ende des Oberschenkelknochens, welcher eine leichte Entzündung andeutete und so die Schmerzen erklärte. Aber es konnte sich um nichts Gravierendes handeln, sonst wären die Auswirkungen der Entzündung auf dem Röntgenbild besser erkennbar gewesen.

Da das Mädchen anfing, unregelmässig zu gehen, selbst dann, wenn es keine Schmerzen empfand, entschloss man sich nebst einem MRI auch noch für eine energetische Behandlung.

Erfolgte Behandlung

Bei der energetischen Behandlung wurden wie üblich zuerst die Aura und dann die Haupt-Chakras gereinigt. Dabei kam abgesehen von einer leichten Stauung des Wurzelchakras nichts Nennenswertes zum Vorschein. Da es um Schmerzen in den Beinen ging, wurden noch Erdstern und alle Neben-Chakras in beiden Beinen gereinigt und auf Verbindungen überprüft. Dabei kam zum Vorschein, dass alle Gelenk-Nebenchakras, also Fussgelenk, Kniegelenk und Hüftgelenk, mit starken

Verbindungen belegt waren, die von einer erwachsenen Person im Umfeld des Mädchens herstammten, die es gut mit dem Mädchen meinte. Die behandelnde Person glaubte schon die Ursache für die Schmerzen gefunden zu haben. Aber auf das Nachfragen hin entgegnete das Mädchen, dass die Schmerzen zwar abgenommen hätten, aber nicht weg seien.

Aus einer gewissen Erfahrung heraus, und wohl auch intuitiv dazu angehalten, kontrollierte die behandelnde Person daraufhin die Gelenk-Nebenchakras beim anderen Bein. Dort liessen sich erstaunlicherweise noch stärkere Verbindungen erkennen und trennen. Eine davon war auf karmischer Ebene. Nachdem diese Verbindungen getrennt und alle Gelenk-Nebenchakras gereinigt waren, gab das Mädchen an, dass die Schmerzen beinahe ganz weg seien.

Leider kamen die Schmerzen nach einer bestimmten Zeit wieder. Und so kam das Mädchen auch wieder in eine energetische Behandlung.

Bei dieser Behandlung zeigten sich ähnliche Verbindungen, wieder in allen Gelenk-Nebenchakras beider Beine. Allerdings waren diesmal mehr Verbindungen auf den Ebenen der Vergangenheit und in früheren Leben feststellbar. Auch die Verbindungen der Person im Umfeld des Mädchens, die es an und für sich gut meint, waren wieder da. Offenbar befand sich das Mädchen im Prozess, eine karmische Altlast aufzuarbeiten. Nach der Behandlung waren die Schmerzen wieder fast gänzlich weg. Aber die behandelnde Person rechnete damit, dass sie wiederkommen würde. Denn sie fühlte, dass da etwas Schicht um Schicht an die Oberfläche gebracht werden musste.

Tatsächlich kamen die Schmerzen wieder und somit auch die nächste energetische Behandlung. Dieses Mal stellte die behandelnde Person viele Verbindungen zwischenmenschlicher Beziehungen auf den Gelenk-Nebenchakras fest. Da wahren Verbindungen von Lehrpersonen, Mitschülerinnen, Verwandten und wiederum dieser nahestehenden Unbekannten.

Das Mädchen war innerhalb eines Jahres fast zwanzig Zentimeter gewachsen. Es ist freundlich und anständig andern gegenüber und in der Schule recht erfolgreich. Es hat eine gute Wahrnehmung und Auffassungsgabe und ist sprachlich sehr versiert. Äusserlich wirkt es adrett. Aufgrund dieser diversen positiven Eigenschaften dürfte das Mädchen vielseitig Aufmerksamkeit in verschiedenen Belangen auf sich ziehen. Dies kann zu den vielen zwischenmenschlichen Beziehungen führen.

Allerdings erzählte die Mutter des Mädchens auch, dass sie vor der Geburt des Mädchens stark geträumt habe. Es kam bei der Geburt dann zum Phänomen, dass die Ärzte über Ultraschall bei der Plazenta keinerlei Trübungen feststellen konnten, obwohl der Geburtstermin überfällig war. Bei der Geburt aber, nach einleitenden Massnahmen, war die Plazenta dann völlig verkalkt, und zwar in einem Ausmass, das die Hebamme und die Ärzte erstaunte. Weiter kamen beim Mädchen dann Augenprobleme zum Vorschein, die mit einer nicht abklingen wollenden Entzündung einhergingen. Die Medizin konnte nichts dagegen tun. Erst ein Handaufleger schien den nötigen Impuls für die Heilung der Entzündung geben zu können. Das Sehvermögen des Auges allerdings war nicht zu heilen.

Natürlich wurde das Auge dann auch energetisch behandelt. Allerdings war dieser Fall so komplex und verstrickt, dass er hier nicht wiedergegeben wird.

Insgesamt ergab sich für die behandelnde Person das Bild, dass es sich bei diesem Mädchen um einen etwas besonderen Fall, womöglich auch um eine weitentwickelte Seele handelt. Insbesondere fiel der behandelnden Person auf, dass bei diesem Mädchen vieles nicht erklärbar und ersichtlich war, was sonst bei anderen Klienten leichter fällt. Es blieb der behandelnden Person nichts anderes übrig als zu akzeptieren, dass sie zwar helfen, nicht aber das Problem lösen kann. Wahrscheinlich wird dieses Mädchen noch vieles aufzuarbeiten haben, vor allem auch aus karmischen Bereichen. Da das Mädchen aber schnell lernt, was energetisches Heilen anbelangt, wird es wohl viele seiner Probleme früher oder später selbst zu lösen vermögen. Vielleicht werden ihm diese Bücher hier dabei helfen…

Interpretation des Falles

Wenn ein Kind bei der Geburt so viele Tage überfällig ist, wenn die Mutter vor der Geburt träumt, wenn es nach der Geburt zu starken Komplikationen kommt und hochsensible Menschen im Umfeld Aussagen machen, und Verbindungen aufbauen, die anders sind und stärker als man sie im gewohnten Umfeld bei energetischen Behandlungen antrifft, dann dürfte dies schon auf etwas

Besonderes hinweisen. Auf was aber, das bleibt wohl noch für einige Zeit verborgen. Der Autor geht davon aus, dass dieses Mädchen durch die gesundheitlichen Vorkommnisse in seiner Entwicklung gelenkt wird und lernen soll.

Die Schmerzen in Knie und Hüftgelenk sind hinderlich und unangenehm. Aber sie sind nicht behindernd in einem Ausmass, dass der Alltag des Mädchens eingeschränkt wäre. Das sagt etwas. Dass von einer Person im Umfeld, einer sehr liebenswerten Person übrigens, ständig Verbindungen bestehen, sagt ebenfalls etwas. Dass die behandelnde Person dem Mädchen gegenüber viel Respekt und Achtung empfindet, lässt auch Schlüsse zu. Aber definitiv gesagt werden kann nichts. Das wird wohl gut so sein, da das Mädchen das Recht darauf hat, ihr eigenes Leben zu leben.

Was wir daraus lernen? Als Erwachsene sind wir Begleiter, Erzieher und Helfer. Aber wir sind nicht Dompteure oder Karrieren-Designer. Wir sind auch nicht Heilsbringer und Hindernis-aus-dem-Weg-Räumer. Wir sind da, damit jemand da ist. Wir helfen bei der Entwicklung, aber wir steuern und bestimmen sie nicht. Gerne würden wir oft mehr tun für Kinder, besonders wenn sie leiden. Aber auch Kinder müssen ihren Weg selbst zu gehen lernen und dabei ihre Hürden überwinden, auf dass sie gross und stark werden.

Kinder mit körperlichen Beschwerden lernen in den Bereichen Einfühlungsvermögen, Heilung und Mitmenschlichkeit sehr viel. Würden wir ihnen die

Beschwerden auf einen Schlag wegnehmen können, würden wir sie um ihre Erfahrungen betrügen.

Oft sind es Leid und Schmerz, die uns stark und selbstbewusst werden lassen. Das müssen wir lernen zu akzeptieren. Viele Eltern haben ihr Kind leiden sehen, mancher Soldat hat seinen Kameraden in seinen Armen sterben lassen müssen, mancher Schutzbefohlene hat miterlebt, wie sein Schützling ins Verderben lief. Es ist uns halt eben manchmal vorbestimmt, dass wir nicht alles beeinflussen können.

Wer energetisch arbeitet, der hat es oft erlebt, dass er Heilen darf. Er hat auch schon Dinge erlebt, die an Wunder erinnern. Das ist schön. Aber es gibt immer einen entsprechenden Gegensatz dazu. Das ist das duale Prinzip. Wenn wir dieses als Heiler nicht akzeptieren können, so werden wir früher oder später so lange leiden, bis wir dies gelernt haben.

Fallbeschreibung

Ein empfindsamer Junge fürchtet sich in der Nacht vor dem Einschlafen. Oder er fürchtet sich, allein im Bett zu liegen. Genau wissen es seine Eltern nicht. Aber sie wünschen sich für ihren Jungen Geborgenheit. Das ist verständlich. Denn unser Bett soll unser Rückzugsort sein, der uns Erholung und emotionale Sicherheit bietet.

Erfolgte Behandlung

Energetisch gab es bei diesem Jungen wenig oder nichts zu behandeln. Es stellte sich aber heraus, dass dieser Junge sehr feinfühlig ist und Tendenzen zu Hellsichtigkeit aufweist.

Intuitiv kam der behandelnden Person die Möglichkeit in den Sinn, dass diesem Jungen wohl am besten geholfen werden könnte, wenn ein Engel über seinen Schlaf wachen würde. Denn es ist anzunehmen, dass dieser empfindsame Junge dann, wenn er allein ist, energetische Erscheinungen bewusst oder unbewusst bemerkt und diffus wahrnimmt.

Da sich die behandelnde Person nicht traute, den Eltern von dem Engel zu erzählen, weil sie diese nicht so recht einzuschätzen wusste, wie weit ihre Bereitschaft und Offenheit in solchen Belangen reichen würde, zeigte sie dem Jungen, wie er mit seinen Händen eine Lichtkugel formen und diese über seinem Bett positionieren könne. Der Junge zeigte sich als sehr geschickt. Auch schien er sofort den Nutzen und die positive Wirkung dieser

Lichtkugel zu erkennen. Und als ihm noch gezeigt wurde, dass diese Energiekugel mit der Hand erfühlt werden kann, wenn sie über dem Bett schwebt, was ja auch energetisch einfach erklärbar ist, glaubte er daran, dass er selbst imstande ist, jeweils vor dem Schlafen eine solche Lichtkugel zu erschaffen.

Natürlich war es auch noch wichtig, dem Jungen zu erklären, dass diese Lichtkugel viel positive Energie ausstrahle, weil sie mit seinem Herzen in Verbindung stehe. Und auch wichtig war zu erwähnen, dass eine solche Lichtkugel viele positive Wesen anzieht, die nicht nur beschützen und heilen helfen, sondern auch für ein Gefühl der Geborgenheit und Sicherheit sorgen.

Der Autor hat die Lichtkugel dieses Jungen zwei drei Mal untersucht und dabei eine starke positive Energie von ihr ausgehend feststellen können. Auch waren um diese Kugel Lichtwesen erkennbar, die der Autor nicht genau ausmachen konnte, von denen er aber emotional sehr berührt war.

Der Junge machte diese Lichtkugel nicht immer. Aber es zeigte sich, dass das regelmässige Erstellen einer Lichtkugel das Zimmer dieses Jungen energetisch positiv beeinflusste. Es war aber auch feststellbar, dass dieser Junge im Schlaf stark arbeitet. Denn häufig war am Morgen das Zimmer stark mit verbrauchten, negativen Energien belegt, meist astraler Natur.

Interpretation des Falles

Es gibt wohl viel mehr Menschen, die energetisch und auch in der geistigen Welt arbeiten, als dass wir glauben würden.

Dieser Fall hier erinnert ein bisschen an den Jungen im Film *«The sixth Sense»*. Wenn Erwachsene etwas nicht wahrnehmen können, heisst das noch lange nicht, dass niemand etwas wahrnehmen kann. Wir leben in einer Welt, der mehrere Ebenen und Parallelwelten zugrunde liegen. Für manche sind die Übergänge zu diesen Welten transparenter als für andere. In solchen Fällen auf den Schutz und die Führung der geistigen Helfer und Lichtwesen zu setzen, ist sichere niemals falsch. Und selbst wenn für diesen empfindsamen Jungen die Lichtkugel mit dem Erwachsenwerden zu einer Art Märchen oder schöne Gutnachtgeschichte wird, zu einer Illusion aus Kindertagen, so wird die Wirkung dieser Lichtkugel und der Lichtwesen, die sie angezogen hat, ein Leben lang positiv in diesem Jungen nachwirken.

Unsere Welt wird heller, wenn wir von positiven Energien und Wesen umgeben sind, die sich an diesen wunderbaren Erscheinungen des Daseins erfreuen.

12 Fall 8 - Das sich selbst einschaltende Radio

Fallbeschreibung

Die behandelnde Person war bei einem befreundeten Paar zum Nachtessen eingeladen. Nach dem Essen erzählten die Gastgeber vom Haus und der Wohnung, in der sie wohnen. Sie erzählten, wie sie dieses Nebengebäude eines Bauernhauses, das früher das Gesindehaus gewesen war, um- und ausgebaut haben, nachdem die vorher darin wohnhafte ältere Person verstorben sei. Es stellte sich heraus, dass dieses Gebäude recht alt war. Und nach und nach stellte sich auch heraus, dass in diesem Gebäude nicht immer alles ganz so seine Richtigkeit habe. Aber über solche Dinge zu sprechen ist nicht so einfach. Und so wurde lediglich über gewisse Phänomene erzählt. So zum Beispiel, dass in der einen Zimmerecke etwas besonders sei. Etwa, dass Pflanzen dort nicht so gut gedeihen, oder dass sich das Radio plötzlich von selbst einschalte.

Die behandelnde Person erinnerte sich, dass die Frau des befreundeten Paars oft mit Nacken- und Rückenbeschwerden zu kämpfen hat…

Erfolgte Behandlung

Wieder zuhause dachte die behandelnde Person über diese Zimmerecke und deren Besonderheiten nach. Sie begab sich mental zurück in den Raum und untersuchte diesen. In der erwähnten Zimmerecke nahm sie eine starke, negative, astrale Energie wahr. Das energetische

Abtasten des Bereichs bestätigte, dass hier eine Wesenheit verweilte, die keineswegs Freude an den Umständen hatte, wie sie sich ihr präsentierten. Über nachforschende Fragen nach dem Prinzip ja-nein erfuhr die behandelnde Person, dass es sich bei der Wesenheit um eine erdgebundene Seele handelt, die in diesem Gebäude gewohnt hat und ziemlich frei bestimmen konnte, was sie wollte. Dass dann andere Menschen einzogen und auch noch die Wohnung umstellten und umbauten, war ganz und gar nicht nach dem Sinne der erdgebundenen Seele. Denn diese wollte ihre Ruhe und ihre Selbstbestimmung. Alles Neue und Andersartige irritierte sie und machte sie zornig. Weshalb sie wohl auch zu den Mitteln griff, die einer erdgebundenen Seele ohne physischen Körper eben noch so zur Verfügung standen.

Da es für keine erdgebundene Seele vorgesehen ist, für immer im Irdischen zu verweilen, und weil es auch für die lebenden Mitmenschen nicht angenehm ist, mit solchen erdgebundenen Seelen zusammenzuleben, da diese regelmässig auf Energie angewiesen sind, die sie über das Anhaften beim Nacken-Nebenchakra lebender Menschen beziehen, was oft zu Nacken- und mit der Zeit zu Rückenproblemen führt, entschied die behandelnde Person, ihren vermittelnden Auftrag wahrzunehmen und mit Hilfe der Engel des Lichts die erdgebundene Seele ans Licht zu führen (Diese Vorgehensweisen werden im Büchlein *Sterben – Der Tod als unsere wahre Lebensversicherung* ausführlich beschrieben). Wie erwartet war aber diese erdgebundene Seele hier nicht gewillt, ihren angestammten Platz zu verlassen. Sie zeigte sich widerspenstig und garstig. So wurde ihr gesagt, dass sie dem Willen der Erzengel ausgeliefert werde, wenn sie sich weiter weigere, mit den Engeln des Lichts mitzugehen. Daraufhin schien sich das Problem erledigt zu haben. Energetisch deutete nichts mehr im Raum darauf hin, dass die erdgebundene Seele noch anwesend wäre. Auch das befreundete Paar erwähnte nie mehr etwas davon. Auch von den Nacken- und Rückenbeschwerden sprach die Frau in Gegenwart der behandelnden Person nicht mehr. Hätte man nachfragen sollen, um Gewissheit zu erlangen? Wohl eher nicht. Wir helfen nicht, um Bestätigung und Ansehen zu erhalten. Wir helfen, weil wir selbst gerne hätten, wenn uns geholfen werden würde.

Interpretation des Falles

Dieser Fall ist in sich geschlossen und spricht für sich. Als einzige Anmerkung gibt es wohl zu sagen, dass die Arbeit mit erdgebundenen Seelen für jemanden, der energetisch arbeitet, fast standardmässig dazugehört. Es ist ein ständiges stilles Dienstleisten im Sinne der Menschheit. Die erdgebundenen Seelen brauchen oft einen Fährmann, der sie über den *Styx* fährt, damit sie gut und wohlbehalten im Jenseits ankommen. Wer diese Arbeit bereitwillig erledigt, wird früher oder später in dieser Tätigkeit von nachrückenden Seelen abgelöst. Wer sich weigert, der wird es dadurch nicht besser haben. Die geistige Welt honoriert keine Arbeit so sehr wie die, die sich um erdgebundene Seelen kümmert. Denn diese erdgebundenen Seelen belasten die lebende Menschheit genauso wie die Astralwelt. Erst wenn der Übertritt geschafft ist, können die geistigen Helfer wirken. Der Übertritt ist aber nur über Vermittlung von lebenden Menschen möglich. Wie viele Menschen kennen Sie, die diese Arbeit verrichten? Wie viele Menschen sterben täglich, ohne dass sie ihr Seelenheil gefunden und ihre Verhaftungen zum Irdischen abgelegt haben? Wir erkennen, dass es viele Helfer braucht, da über all die Jahrhunderte ein Heer von erdgebundenen Seelen herangewachsen ist, die gestorben sind, das Heil aber noch nicht in der Ganzheit des Seins und dessen Licht erfahren durften…

13 Fall 9 - Der schmerzende Kiefer

Fallbeschreibung

Eine Person kam in eine energetische Behandlung, weil sie ständig ein unangenehmes Gefühl im Zahn- und Kieferbereich wahrnahm. Irgendwie soll es sich wie ein starker Druck auf den Zähnen anfühlen, der in einem Ziehen in den Kiefergelenken mündet.

Erfolgte Behandlung

Es erscheint als offensichtlich, dass mit solchen Symptomen der Besuch bei einem Zahnarzt oder einem Arzt wenig aufschlussreich ausfallen würde.

Wir brauchen hier auch nicht lange über die energetische Behandlung zu schreiben. Wer das Phänomen kennt, der kann diese Beschwerden relativ schnell einordnen. Ein paar gezielt gestellte Fragen der behandelnden Person ergaben, dass die zu behandelnde Person Ansätze zu hellsichtigen Fähigkeiten aufweist. Beziehungsweise kann sie als hochsensibel eingestuft werden.

Wer mehr wahrnimmt als seine Mitmenschen, der spricht ungewollt Dinge aus, die die Mitmenschen verwundern, erstaunen oder erzürnen.

Stellen Sie sich vor, Sie haben ein Geheimnis und geben sich grösste Mühe, dieses vor ihren Mitmenschen zu verheimlichen. Dann kommt jemand, der spricht dieses Geheimnis offen an oder macht Bemerkungen, die Sie in Bezug auf Ihr Geheimnis verunsichern. Mögen Sie diese Person, die jederzeit die Möglichkeit hätte, Sie, Ihr

Geheimnis und all die kaschierenden Lügen und Schummeleien auf einen Schlag auffliegen zu lassen?

Immer dann, wenn jemand nicht will, dass wir seine persönlichen Geheimnisse und Eigenheiten verraten, entstehen Verbindungen, die sich auf die Kiefer-Nebenchakras, das Hals-Chakra und das Zungen-Minichakra legen.

Für die Behandlung gehen wir also so vor, dass wir diese Chakras reinigen und entstauen. Dass wir dann alle Verbindungen auf allen Stufen und Ebenen kappen und allenfalls einen Schutz erstellen, falls die Beschwerden akut sind und ständig wiederkehren.

Allerdings entstehen diese Beschwerden ja aufgrund der hellsichtigen Veranlagung und Möglichkeiten des Klienten. Und somit werden diese immer wieder auftreten, bis genügend Resilienz und Veränderung zur Situation aufgebaut und geschaffen werden konnte. Folglich können wir unter Umständen bis zum St. Nimmerleinstag immer wieder Verbindungen trennen und Chakras entstauen. Darum geht es wohl nicht anders, als dass wir dem Klienten erklären, wie er selbst die Verbindungen kappen kann. Und vielleicht sollten wir ihn auch darauf hinweisen, dass er womöglich anders und weitreichender wahrnimmt als seine Mitmenschen. Erst dann, wenn eine medial oder übernatürlich begabte Person (oder wie man das Ding auch immer benennen will) erkannt hat, dass sie anders wahrnimmt als andere, kann sie sich auch entsprechen verhalten. Ansonsten tritt sie immer wieder ins Fettnäpfchen. Aber es braucht viel Feingefühl, um jemandem schonend beizubringen, dass nicht alle Menschen gleich sind. Man könnte Angst kriegen – oder man könne überheblich reagieren…

Interpretation des Falles

In unserer Gesellschaft geben nicht feinfühlige und medial begabte Menschen den Ton an. Das Gegenteil ist der Fall. Somit gelten Durchschnittsmenschen als «normal», während hochsensible Menschen oder andersartige Menschen oft als *Freak* oder *Spinner* bezeichnet werden. Die Folge davon ist, dass viele hochsensible Menschen niemals erfahren, was sie sind und welches Potenzial ihnen offenstehen würde.

Wenn wir energetisch arbeiten – ganz egal, wie weit wir selbst entwickelt sind und wahrnehmen – können wir Menschen helfen, mit ihrer Wahrnehmung, Achtsamkeit und ihrem Empfinden zurechtzukommen. Das sollten wir tun. Denn wir sind die einzige Stelle für solche Menschen, wo sie etwas über sich und ihre Natur erfahren können. Für alle anderen gelten sie als komisch. Und wer immer als komisch betrachtet wird, der wird es auch. Nur die wenigsten Menschen mit übernatürlichen Begabungen erkennen sich selbst als *X-Men*, wenn sie einen dieser Filme schauen. Und so geht für die Menschheit ein kostbares Potenzial verloren. Es handelt sich um ein Potenzial, das die Menschheit weiterbringen und die Leiden heilen könnte. Die Lösung liegt nicht in der Gleichschaltung der Massen, sondern in der Anerkennung und Wertschätzung der Individualität und der einzigartigen Fähigkeiten eines jeden Individuums.

Fallbeschreibung

Die behandelnde Person besuchte an diesem Tag eine Veranstaltung zum Thema energetisches Heilen. Da sie wusste, dass sie den ganzen Tag drinnen sein würde, machte sie vor Beginn noch einen Spaziergang durch das mittelalterliche Städtchen und kam dabei auch auf dem «Kanonenplatz» vorbei, wo bei einem Belagerungskrieg die Artillerie gestanden haben soll. Sofort stellte die behandelnde Person eine düstere Atmosphäre fest und viele Herde negativer Energien. In ihrem Nacken machten sich Verspannungen bemerkbar, die über den Hinterkopf hinauf einen Druck erzeugten, der zu Schmerzen im Kopf führten. Eine grosse Traurigkeit bekam die behandelnde Person. So konnte sie diesen Platz nicht einfach so verlassen, ohne zu verstehen zu versuchen, was hier los war.

Erfolgte Behandlung

Wie zu erwarten war fanden sich an diesem historisch belasteten Ort viele erdgebundene Seelen. Natürlich haben wir es bei diesem Thema mit übersinnlichen Sachverhalten zu tun. Wer nicht daran glaubt oder sich davor fürchtet, der braucht hier nicht weiterzulesen. Allerdings wird darauf hingewiesen, dass der Autor viele Fälle und Menschen kennt, bei denen erdgebundene Seele Unwohlsein und/oder Schmerzen verursacht haben. Warum dem so ist und wie das Phänomen erklärt werden kann, ist im Büchlein *«Sterben – Der Tod als unsere wahre Lebensversicherung»* nachzulesen.

An Kriegsschauplätzen, dort, wo negative Emotionen wie Hass, Angst, Verzweiflung, Wut und viele mehr vorkommen, und wo gleichzeitig viele Leute durch Gewalteinwirkung sterben, haben wir es meist mit energetisch sehr stark belasteten Orten zu tun. Der Autor erinnert sich, dass er mal in Kroatien einen Weg abgelaufen ist, wo ein Angriff auf ein Dorf stattgefunden hat. Dort, wo strategisch der Hinterhalt aufgestellt war und zu Tötungen geführt hat, war eine Bedrücktheit wahrzunehmen, die dem Autor und seiner Begleiterin die Tränen in die Augen trieb.

An solchen Orten eben, ist es für Menschen, die sterben, fast unmöglich, den direkten Weg ans Licht zu finden. Der Stress und die starken Emotionen der Kampfhandlungen bringen so viel Unruhe, dass der Lichtkanal nicht wahrgenommen wird – und der meist plötzlich eintretende Tod trägt das Seinige dazu bei.

Die behandelnde Person führte auf besagtem Kanonenplatz ein übliches Ritual durch, um willigen erdgebundenen Seelen den Übergang ans Licht zu ermöglichen. Zu diesem Zweck sprach sie still für sich die erdgebundenen Seelen an und erklärte ihnen, dass sie als vermittelnde Person helfen könne. Dann rief sie die Engel des Lichts herbei und bat sie, diese erdgebundenen Seelen ans Licht zu führen und ihnen bei Bedarf zu helfen, allfällige Informationen an Zurückgebliebene zu überbringen oder allfällige andere Probleme lösen zu helfen. Dann dankte die behandelnde Person den Engeln des Lichts dafür, dass sie helfen, die erdgebundenen Seelen auf ihren Weg zur Glückseligkeit zu führen.

Das war alles, was die behandelnde Person tun konnte. Natürlich ist dieser Platz noch immer energetisch belastet. Und natürlich finden sich dort immer wieder erdgebundene Seelen ein. Aber würde jeder Mensch, der etwas von Energiearbeit versteht und an solchen Orten vorbeikommt jedes Mal ein paar erdgebundenen Seelen helfen, so würde die Welt insgesamt ein schönerer und angenehmerer Ort zum Leben. Denn eine erdgebundene Seele leidet und stösst dadurch negative Energien aus. Ausserdem benötigt sie ätherische Energie, die sie von lebenden Menschen bezieht, indem sie ans Nacken-Nebenchakra andockt. Dies führt insbesondere bei feinfühligen Menschen zu Problemen im Nackenbereich, zu Schwindelgefühl, Müdigkeit, Gereiztheit, Kopfschmerzen und Energiemangel. Je weniger erdgebundene Seelen es gibt, je weniger werden lebende Menschen also energetisch belastet. Ein Mensch, der nicht um Energie kämpfen und sich verteidigen muss, ist viel wohlwollender und glücklicher unterwegs als jemand, dem ständig Energie abgezogen wird.

Interpretation des Falles

Wir haben es bei diesem Fall mit einem Beispiel von medialer Tätigkeit zu tun. Natürlich werden solche Themen schnell belächelt und nicht ernstgenommen. Das ist nicht weiter tragisch.

Tatsache ist, dass aufgrund der Nachforschungen des Autors durchschnittlich etwa zwanzig Prozent der Bevölkerung täglich von erdgebundenen Seelen energetisch besucht werden. Besonders spannend war mehrmals zu beobachten, wie kleine Kinder ihr Verhalten verändern, sobald eine erdgebundene Seele bei ihnen andockte. Sie verhielten sich auf einmal jähzornig oder gereizt, oder fingen an zu quengeln oder gar lauthals zu schreien. Und dann, wenn ihnen die erdgebundene Seele abgenommen wurde, beruhigten sie sich innerhalb von zwei drei Minuten wieder.

Ätherische Energie wirkt im ätherischen Körper ähnlich wie Blut im physischen Körper. Wenn wir uns vorstellen, dass uns ständig Blut abgezapft würde, so fällt es uns nicht schwer zu erkennen, dass uns das müde und schlapp macht. Kommt es immer wieder vor, besonders auch gegen unseren Willen, so reagieren wir notgedrungen immer wie aggressiver.

Wird uns ständig ätherische Energie abgesaugt, so hat dies Einfluss auf unser energetisches Wohlbefinden. Und weil alle Körper des Menschen miteinander verbunden sind, hat ein Energiediebstahl automatisch Auswirkung auf die anderen energetischen Körper. Am stärksten betroffen sind jeweils der ätherische und astrale Körper. Aber auch auf den Mentalkörper wirkt Energieverlust manchmal stark. Vielleicht haben Sie selbst auch schon festgestellt, dass es sehr schwierig sein kann, sich zu konzentrieren, um das Ritual zur Befreiung einer erdgebundenen Seele durchzuführen, wenn diese bei einem selbst angedockt hat und vielleicht auch noch zu verhindern versucht, dass man etwas gegen ihren Energiediebstahl unternimmt.

Wenn es Geschichten von Vampiren gibt, dann dürften diese sehr oft auf «energetisches Blutsaugen» zurückzuführen sein. Aber weil Energie für die meisten

Menschen weder sichtbar noch wahrnehmbar ist, fällt es leichter, sich einen Vampir als blutsaugendes Wesen vorzustellen.

Dieser Fall hier kann nicht weiter gedeutet werden als durch den Hinweis, dass Energiearbeit viel mehr mit Verstorbenen zu tun hat, als dass wir denken würden. Jemand muss zwischen den Welten vermitteln. Und für diese Arbeit kann die geistige Welt halt nur lebende Menschen einsetzen, die daran glauben. Anders geht es nicht. Ob Sie glauben, ist Ihre Entscheidung. Aber wer regelmässig energetisch arbeitet, der stellt schnell mal fest, dass sich gewisse Probleme und Phänomene nur über erdgebundene Seelen erklären und lösen lassen. Darum überprüfen Sie immer auch das Nacken-Nebenchakra eines Klienten. Kann ihm geholfen werden, indem durch die behandelnde Person eine andockende erdgebundene Seele ans Licht geführt werden kann, dann bleiben drei Gewinner zurück...

15 Fall 11 - Alles für den Vater

Fallbeschreibung

Die behandelnde Person behandelte in einem Kurs über energetisches Heilen mal eine Kurskollegin. Diese Kollegin war äusserst interessiert an energetischen Heilmethoden, an spirituellem Wissen und an jetwelchen Hintergründen zum Thema.

Das war nicht immer so. Als sie noch jünger war, betrieb sie intensiv Spitzensport. Sie wurde von ihrem Vater trainiert. Und lange sah es gut aus. Allerdings schadete ein Sturz den Leistungen, der Motivation und der Freude am Sport stark.

Bei der Behandlung nun in diesem Kurs wurde übungshalber eine Technik ausprobiert, bei der es darum gehen sollte, die Energiereserven in den Energiekörpern des Klienten zu erhöhen. Allerdings kam die behandelnde Person nicht an die Energiezentren dieser Kurskollegin heran. Besonders die rückwärtigen Herz- und Solarplexuschakras blieben wie verriegelt. Es kam der behandelnden Person so vor, als wolle da jemand niemand anderes an etwas sehr Persönliches heranlassen.

Erfolgte Behandlung

Weil die behandelnde Person keinen Zugang zu den zu behandelnden Energiezentren erhielt, sprach sie die Kurskollegin darauf an und schilderte, was sie feststellte. Sie wies die Kurskollegin an, sich zu entspannen und zu vertrauen. Diese bemühte sich, dies zu tun. Für einen kurzen Moment kam der behandelnden Person dann das

Bild eines Mannes vor das geistige Auge, der einen dominierenden und stark bestimmenden Eindruck ausstrahlte. Die behandelnde Person wies darauf hin intuitiv gelenkt die Kurskollegin darauf hin, dass es da eine Bezugsperson gebe, der sie vergeben sollte, damit sie dann ihren eigenen Weg gehen und Selbstvertrauen und Selbstwert aufbauen könne.

Aufgrund der Reaktion der Kurskollegin bemerkte die behandelnde Person sofort, dass sie da in ein Thema hereingeraten war, für das diese Person emotional und mental noch nicht bereit war, es aufzuarbeiten. Darum wurde das Thema stehengelassen und die energetische Behandlung unauffällig abgekürzt und zügig zu Ende gebracht.

Interpretation des Falles

Wenn wir energetisch behandeln, so kommt es vor, dass wir auf innere Baustellen treffen, die der Aufarbeitung bedürfen. Aber nicht immer sind alle Klienten dazu bereit, diese Aufarbeitung bereits anzugehen. Dass müssen wir respektieren. Wir heilen nicht. Wir unterstützen immer nur die Selbstheilung. Wenn jemand vor sich oder andern etwas versteckt, so ist dies immer ein mehr oder weniger bewusster Entscheid. Und wer etwas versteckt, tut dies meist aus Angst, fehlendem Vertrauen, fehlendem Selbstwert oder aus Schuld oder schlechtem Gewissen. Und bei jeder dieser Ursachen, die dafür verantwortlich sind, dass etwas vor andern versteckt wird, geht es darum, dass man sich nicht in die Karten blicken lassen möchte. Man entscheidet sich, für sich und die anderen Mitmenschen eine Maske zu tragen. Man ist noch nicht bereit, der Wahrheit in die Augen zu schauen – meist, weil man mal verletzt oder enttäuscht wurde.

Das gilt es zu akzeptieren. Wir können als behandelnde Person darauf hinweisen. Aber wir sollten dabei behutsam vorgehen und nicht konkret werden. Meist merken wir sofort, wenn unsere gutgemeinten Versuche abgeblockt werden. Dann lassen wir es dabei bewenden. Sollte der Klient aber Vertrauen fassen können und sich öffnen, dann können und dürfen wir behandlungsmässig aus dem Vollen schöpfen. Und dann werden wir garantiert sicher auch von den geistigen Helfern geführt werden.

Was wir aus diesem Fall lernen können? Wir sollten uns davor hüten, über unsere energetischen Mittel in Angelegenheiten herumzustochern, die uns nichts angehen. Natürlich könnten wir nachhaken und immer tiefer bohren. Aber wir würden dann über unseren eigenen Willen behandeln und nicht mehr unter Führung der geistigen Helfer. Darum ist es wichtig, dass wir uns beim energetischen Behandeln immer bemühen, über unser Nabel-Chakra wahrzunehmen und nicht über unser Ajna-Chakra. Denn im Nabel-Chakra ist die Intuition zuhause, die Inspiration ermöglicht. Im Ajna-Chakra wird unser Wille beherbergt. Wir können mit dem Willen Berge versetzen – aber wer, ausser uns, will, dass Berge versetzt werden?

16 Fall 12 - Nach der Operation

Fallbeschreibung

Eine ältere Frau musste sich aufgrund eines Sturzes einer chirurgischen Behandlung unterziehen, damit die Knochen wieder so heilen konnten, dass es im Gelenk zu keinen Bewegungseinschränkungen kommen würde. Diese Operation wurde von einem Chirurgen durchgeführt. Was Fachpersonen machen, braucht von Laien nicht kommentiert und hinterfragt zu werden, zumal die Sachlage so klar ist.

Nach der Operation kam es dann zu den häufig vorkommenden Beschwerden und energetischen Erscheinungen: Nachdem die anästhesierenden Mittel abgeklungen waren und die Empfindungen wieder erwachten, kam es zu starken Schmerzen, zu Pulsieren, heissen Stellen in der Muskulatur und einem gewissen Stechen im Gelenk. Reagiert darauf wurde mit Schmerzmitteln. Diese machten aber sehr müde und hatten Einfluss auf Wahrnehmung und psychisches Wohlbefinden.

Da für diese Frau somit sehr viel auf einmal zusammenkam, nämlich das Verarbeiten des Sturzes, die Einschränkungen im Alltag durch die körperliche Beeinträchtigung, die körperliche Belastung durch den Eingriff, den körperlichen Stress durch die Operationswunde und die Wirkung und Nebenwirkungen der Medikamente, hat man sich entschlossen, den Fall auch energetisch zu behandeln, um so unterstützen zu können und der Selbstheilung den Weg zu ebnen.

Erfolgte Behandlung

Da der Autor bei diversen Operationen immer wieder
ähnliche energetische Erscheinungen festgestellt hat, wird
hier die Behandlung auch allgemein gehalten. Dabei
sollen insbesondere die verschiedenen
Einwirkungsaspekte aufgeführt werden, damit man
erkennen kann, was es alles zu berücksichtigen gilt.

Sehr oft werden chirurgische Eingriffe unter Narkose
durchgeführt. Wir müssen wissen, dass jede Narkose eine
starke Wirkung auf den Ätherkörper hat. Sie bringt dort
vieles ins Ungleichgewicht – sonst wäre energetisch ja
auch die Unempfindlichkeit der zu operierenden Stelle
nicht zu erklären. Da oft auch unter Vollnarkose operiert
wird, müssen wir berücksichtigen, dass es sich dabei um
einen Eingriff von aussen in die Integrität des Menschen
handelt. Durch die Vollnarkose wird der physische und
ätherische Körper gewaltsam vom Astral- und
Mentalkörper getrennt. Die Seele wird also durch eine
Vollnarkose aus den irdischen Teilen in den Astralkörper,
oder je nach Entwicklung in den Mentalkörper verbannt.
Dies kann im Unterbewusstsein eines Menschen für
starke Verwirrung sorgen. Wenn wir uns vorstellen, dass
eine Person im Astralkörper dann von aussen her
beobachtet, wie ihr Körper von einem Skalpell
aufgeschnitten wird, dann müssen wir uns nicht wundern,
wenn im Astralkörper dann Angst, Stress und
anderweitige Einflüsse wirken, die für ein energetisches
Ungleichgewicht sorgen.

Nebst der Narkose haben wir es bei einer Operation
immer mit gewollten Verletzungen von physischen

Körperteilen zu tun. Damit man zu einem Gelenk, Organ oder einem Muskel vordringen kann, muss der physische Körper «geöffnet» werden. Wir alle tragen instinktiv etwas in uns, das verhindern möchte, dass wir «aufgeschnitten» werden. Denn die Unversehrtheit unseres Körpers ist ein uraltes Gebot des Überlebens. Somit ist eine Operationswunde immer mehr als nur eine Stelle, wo Gewebe verheilen muss. Jede Operationsstelle ist mit Verbindungen astraler Herkunft belastet. Dies hindert den Heilungsprozess und ist nicht zuletzt für pulsierendes Schmerzempfinden verantwortlich, da dieses auf stark gestaute Energiezentren zurückzuführen ist.

Jede Operation wird von grossen Mengen chemischen Substanzen begleitet. Damit es zu keiner Entzündung kommt, wird viel Antibiotikum verabreicht. Antibiotikum wirkt nicht nur physisch, sondern hat auch auf allen anderen Körpern energetisch Einfluss. Somit kommt es zu Verbindungen bei zentralen Hauptchakras und betroffenen Nebenchakras. Diese müssen wir trennen. Auch lohnt es sich, dass Medikamente vor der Einnahme oder Anwendung energetisch gereinigt werden und dass alle Verbindungen auf allen Ebenen, die auf ihnen liegen, getrennt werden. So können viele Nebenwirkungen abgeschwächt werden, was die Selbstheilungskräfte weniger behindert.

Bei einer Operation geht es auch um Technik und Handwerk. Wie ein Handwerker oder Künstler auch, fliessen auch bei einem Chirurgen astrale und mentale Energien in seine Arbeit hinein. Da das «Werkstück» bei einem Chirurgen aber ein Lebewesen ist, nimmt dieses entsprechend viel schneller, leichter und intensiver auf als zum Beispiel eine Marmorstatue. Es gibt also nach einer Operation Verbindungen von den Ärzten und vom Pflegepersonal zu trennen. Auch sind gewisse Hauptchakras zu reinigen – besonders auch die Schutznetzte. Diese nicht wegen der Menschen, sondern wegen dem, was all die Menschen in Operationssälen und Krankenbetten zurückgelassen haben. Wir haben es hier insbesondere mit Entitäten, teilweise auch mit Elementalen zu tun.

Schliesslich hat eine Operation immer noch einen Einfluss auf unsere Seele in dem Sinne, dass der Mensch sich durch den medizinischen Eingriff auf eine Stufe der Schöpfung stellt, die von Natur her nicht immer so vorgesehen ist. Natürlich ist es vorgesehen, dass Menschen einander helfen – auch medizinisch. Aber die Frage ist immer, wo sich die Grenzen des Machbaren und des Nicht-machen-lassen befinden. Ab wann wird dem Herrgott zu sehr ins Handwerk gepfuscht? (Bitte entschuldigen Sie die zugespitzte Ausdrucksweise). Ist es beim Aufschneiden des Körpers? Beim Einbauen einer Prothese aus Metall? Beim Einpflanzen eines fremden Organs oder beim Anhängen lebenserhaltender Geräte, ohne die ein Patient sterben würde?

Wir haben es hier mit ethischen Fragen zu tun, die wir meist verdrängen. Aber unsere Seele hätte die Antwort für uns bereit. Wir erkennen, dass chirurgische Eingriffe in Bezug auf die Entwicklung eines Menschen im Sinne von ethisch moralischen Grundsätzen diffus Einfluss nehmen.

Wie man eine Operation konkret behandeln könnte?

Hier eine knapp gehaltene Möglichkeit:

1. Reinigen der Aura und aller Hauptchakras mit ihren Schutznetzen.

2. Trennen aller Verbindungen:

- Die von Ärzten und Pflegepersonal auf den Hauptchakras, der Operationswunde, der Operationsnarbe, allfällig den Knochen oder Gelenken, Sehnen, Muskeln, Nerven oder Knorpel auf ätherischer, astraler und mentaler Ebene.

- Die von allen Medikamenten auf Hauptchakras auf ätherischer, astraler und mentaler Ebene.

- Überprüfen, ob astrale und mentale Verbindungen auf den Patienten bestehen, insbesondere auf dem rückwärtigen Herz- und Solarplexus-Chakra auf Stufe Gegenwart, Vergangenheit und frühere Leben.

- Energetisches Reinigen von allfälligen Prothesen, Nähfäden, Verbänden und anderen körperfremden Stoffen und trennen aller Verbindungen.

3. Reinigen und energetisieren des Wurzel-Chakras mit der mentalen Anweisung an die Energie, dass sie auf die für die Heilung der operierten Stelle zuständigen Energiezentren wirken soll.

4. Überprüfen, falls die Fähigkeit dazu besteht, ob Energie auf ätherischer, astraler oder mentaler Ebene vom Patienten weg irgendwohin fliesst. Diesen Abfluss stoppen.

5. Erdstern, Fusssohlen-Nebenchakras und beide Milzchakras gründlich reinigen. (Eine Operation verursacht den Verbrauch von viel Lebensenergie, die dann als verbrauchte, negative Energie über die Füsse und die Milz ausgeschieden werden muss.)

6. Trennen der Verbindungen vom Heiler zum Patienten. Reinigen der Hand-Nebenchakras des Heilers. Dann in sich hineinhören, ob von der geistigen Welt her noch Inputs kommen. Auch den Patienten fragen, ob er irgendwo etwas Störendes oder Ungewöhnliches wahrnimmt.

Interpretation des Falles

Eine Operation ist energetisch gesehen ein viel grösserer Eingriff als man denken würde. Dies insbesondere bei Menschen, die spirituell vorangeschritten oder unterwegs sind. Denn die Frage ist ja nicht, DASS operiert werden muss, sondern WARUM. Warum kam es zu einem Unfall, einem Tumor oder einer Gelenkabnutzung? Welche karmisch nicht verarbeitete Angelegenheit könnte über einen nötigen chirurgischen Eingriff Einlass in dieses Erdenleben suchen?

Viele Operationen heilen problemlos. Über energetisches Behandeln kann man die nachoperativen Schmerzen senken und den Selbstheilungsprozess ankurbeln, was zu einer schnelleren Genesung führt.

Manche Operationen aber haben es in sich. Selbst die Spezialisten wissen nicht, warum es manchmal auch nach zwei Nachoperationen noch nicht gut ist. Hier haben wir es meist mit karmischen Verstrickungen oder anderen

Verbindungen zu tun, die der Auflösung bedürfen. Dann, wenn die Lektion gelernt ist, dann kommt Heilung. Manchmal besteht die Lektion aus Leiden und Schmerz.

Wer glaubt, dass es trotz Komplikationen gutkommt, der wird Heilung erfahren. Und dann, wenn es selbst so keine Heilung gibt, dann geht es darum zu akzeptieren, dass das irdische Leben endlich ist. Das sei kein Trost, denken Sie? Doch, der Tod ist immer ein Trost für denjenigen, der erkennen durfte, dass der Tod das Tor des Übergangs zu weit farbigeren Welten öffnet…

17 Fall 13 – Vasektomie

Fallbeschreibung

Ein Mann liess sich nach abgeschlossener Familienplanung unterbinden, was wie üblich durch das Durchtrennen der beiden Samenleiter oberhalb der Hoden erfolgte. Dazu wurde auf beiden Seiten des Hodensackes jeweils schräg unterhalb des Penis ein kleiner Einschnitt gemacht, damit die Samenleiter erreichbar wurden, durchtrennt und verätzt werden konnten.

Mehrere Jahre später kam der Mann in energetische Behandlung, weil er regelmässig einen starken Juckreiz auf den beiden Narben verspürte. Mit diesem Juckreiz trat ab und zu auch ein starkes Ziehen in den Hoden auf, insbesondere in der rechten. Da Juckreiz an intimen Stellen sehr unangenehm ist und das Kratzen derselben in der Öffentlichkeit schwierig, da es als unanständig gilt, gab der Mann dem Leidensdruck nach und stellte sich dem Problem. Da es sich aber «nur» um Juckreiz handelte, jedoch an den betreffenden Stellen keinerlei Rötungen, Entzündungen oder sonst welche äusserlichen Merkmale erkennbar waren, entschied sich der Mann für eine energische Behandlung anstelle einer medizinischen.

Erfolgte Behandlung

Der behandelnden Person war sofort klar, dass es sich bei der Problemstellung um Verbindungen handeln musste. Natürlich stellt eine Vasektomie auch immer einen Eingriff gegen die «Vorsehung der Natur» vor. Aber rein analytisch betrachtet ist die Sterilisation des Mannes der einfachste und rational sinnvollste Weg, um Sexualität uneingeschränkt geniessen zu können. Denn dieser Eingriff ist ambulant möglich, benötigt nur eine lokale Anästhesie, ist kostengünstig, schränkt überhaupt nicht ein und ist von der Verhütungssicherheit her nach einer entsprechend erfolgten Nachkontrolle kaum zu überbieten. Würde die Verhütung wie gewöhnlich der Frau überlassen, so müsste diese weitaus mehr Nachteile in Kauf nehmen. Denn hormonelle Verhütung stellt für den weiblichen Körper eine physische und energetische Belastung dar. (Man überprüfe sonst mal energetisch die Minichakras der Gebärmutter und der Eierstöcke). Eine Unterbindung der Frau über einen chirurgischen Eingriff verlangt eine Vollnarkose und ist aufgrund der Schwere des Eingriffes mit weitaus mehr Risiko behaftet als der entsprechende Eingriff beim Mann. Und andere Verhütungsmethoden verlangen immer einen grösseren Aufwand als der einmalige Eingriff beim Mann.

Allerdings handelt es sich bei einer Vasektomie auch um ein gesellschaftliches Thema, das in manchem Kreisen nicht zur Sprache kommt. Mancherorts herrscht die Meinung, dass ein Mann nicht mehr ein richtiger Mann sei, wenn er keine Kinder mehr zeugen könne. Der Autor hat sogar die Meinung gehört, dass die Unterbindung des Mannes bei ihm zu psychischen Problemen führen könne. Wenn man diese Meinungen den Freuden und des Glücks einer ungetrübten und freien Sexualität gegenüberstellt, so dürfte schon nur dieser Vergleich derartige Argumentationen entkräften. Aber wenn es eben um Patriarchat, Männlichkeit und Imponiergehabe geht, dann spielt Rationalität keine Rolle mehr.

Nun. Gerade diese Meinungen scheinen zu starken Verbindungen bei unserem Patienten geführt zu haben. Auf astraler und mentaler Ebene, in der Vergangenheit und im Jetzt konnten mehrere ziemlich starke Verbindungen festgestellt werden, die auf die Partnerin des Mannes und deren besten Freundinnen zurückzuführen waren. Es machte den Anschein, als würden diese Frauen den in Behandlung stehenden Mann im Sinne von Bewunderung beneiden dafür, dass er die Verantwortung für die Verhütung übernommen hatte und sich unterbinden liess. Entsprechend wurden all diese Verbindungen getrennt.

Allerdings kam es immer noch zu Juckreiz. Weitere Nachforschungen ergaben, dass es indirekte Verbindungen waren, die zu diesem Reiz führten. Die Verbindungen verliefen nämlich von besagten Frauen über deren Partner auf den Patienten. Es ist anzunehmen, dass dies ohne das Wissen der Partner der bereits erwähnten Freundinnen geschah. Denn wenn sich jemand nervt, aufregt oder emotional stark hintersinnt über das Verhalten, die Meinung oder die Haltung eines andern, dann nimmt die betroffene Person dies unbewusst war und schafft dann von selbst, ohne bewusstes Dazutun, Verbindungen zu der Person, die der lebende Beweis für die bestehende Disharmonie darstellt.

In unserem Falle dürfte also davon auszugehen sein, dass die Partnerin unseres Patienten ihren Freundinnen von den Vorteilen der Vasektomie berichtet hat. Diese sahen in einer Vasektomie bei ihrem Partner ein positives Potenzial für sich und ihre Beziehung und sprachen wohl ihren Partner auf die Möglichkeit an. Gesellschaftlich, familiär oder religiös beeinflusst lehnten diese Partner die Idee wohl aber ab, was zu einer Meinungs- und Haltungsverschiedenheit zwischen ihnen und ihrer Partnerin führte. Diese Disharmonie schlug dann in Form von externen, negativen Verbindungen direkt und indirekt auf die von der Operation betroffenen Stellen bei unserem Patienten und auch auf die beiden Hoden-Minichakras, da dieser Patient das lebende Beispiel dafür war, dass eine Vasektomie durchaus Vorteile hat.

Nachdem auch diese indirekten Verbindungen getrennt waren, nahm der Juckreiz zwar ab, war aber noch nicht ganz weg. Auch klagte der Patient, dass er regelmässig Harndrang fühle, dann aber nicht Wasser lassen könne. Dies weisst normalerweise auf Unstimmigkeiten beim Sexualchakra hin. Tatsächlich war dieses stark gestaut und hatte diverse Verbindungen auf sich, die ebenfalls von der Partnerin des Patienten und ihren Freundinnen stammten. Offensichtlich gingen die Emotionen dieser Frauen in Bezug auf den Patienten so weit, dass sie die Begehrlichkeit auf Sexualität berührten. Es scheint, als würde eine sexuell offene Haltung in Bezug auf traditionelle Tabuthemen einen Mann attraktiv und begehrenswert machen. In der Tat machte der Patient auf die behandelnde Person einen aufgeschlossenen und einfühlsamen Eindruck, so dass sie sich durchaus vorstellen konnte, dass sexuelle Erlebnisse mit diesem Mann als durchaus schön und bereichernd eingestuft werden könnten.

Aufgrund dieser Vermutung überprüfte die behandelnde Person das vordere und hintere Herzchakra. Insbesondere beim hinteren Herzchakra und dessen Schutznetz gab es einiges zu Reinigen und Verbindungen zu trennen. Danach wurde dem Patienten noch gezeigt, wie er die Verbindungen, die auf die juckenden Stellen wirken, selbst trennen kann. Bei einer Nachfrage gab der Patient an, dass der Juckreiz fast gänzlich verschwunden sei und ihn nicht mehr weiter störe.

Interpretation des Falles

Dieser Fall zeigt uns auf, dass Menschen in ihrem Zusammenleben sehr oft den Schwierigkeiten von Werthaltungen, Meinungen und Normen unterliegen. Wir haben es hier einerseits mit der Tatsache zu tun, dass Sexualität etwas Schönes ist, was aber auch oft tabuisiert wird. Weil jetzt aber die Partnerin unseres Patienten aufgrund ihrer positiven Erfahrungen ermutigt wurde, ein solches Thema anzusprechen, trug sie ungewollt dazu bei, dass insbesondere auf astraler Ebene viele Verbindungen direkter und indirekter Art aufgebaut wurden.

Alles, was schön ist und positiv wirkt, hat eine starke emotionale Wirkung auf andere Menschen. Wenn diese Wirkung auf etwas trifft, was im Gegensatz dazu negativ wirkt, so treffen starke Energiegegensätze aufeinander, die auf die Energiezentren eines Menschen ihre Wirkung haben. Aufgrund seiner Behandlungstätigkeit hat der Autor mehrfach festgestellt, dass vor allem für reifere Frauen das Einnehmen der Pille oder anderer hormonaktiver Verhütungsmethoden eine grösser werdende Belastung darstellen. Besonders feinfühlige Frauen verlieren im Bereich Selbstwahrnehmung und körperlichem Wohlbefinden an Lebensqualität, wenn sie jeden Tag daran denken müssen, eine chemische Substanz zu schlucken und deren Wirkung dann in einem Körperbereich zu ertragen haben, der für Spiritualität, Kreativität und Lebensenergie eine so starke Bedeutung hat. Unser Sexualchakra ist für viel mehr verantwortlich, als dass wir denken würden. Und es wird nicht vergebens auch Sakral-Chakra genannt. Eine spirituelle Entwicklung ist schwierig, wenn das Sexualchakra nicht einwandfrei funktioniert. Und auch eine offene, erfüllende Sexualität wirkt auf die Persönlichkeitsentwicklung eines Menschen positiv.

Wir erkennen, dass energetisches Arbeiten für die Heilerin und den Heiler zu Erkenntnis führt, die Einblick hinter die Kulissen und Fassaden der Gesellschaft und der Menschen gibt. Entsprechend sind energetisch arbeitende Menschen oft viel aufgeschlossener und offener für Anliegen, die tabuisiert und hinter den Kulissen versteckt werden. Denn vieles, was proklamiert wird, macht energetisch entweder gar keinen oder sehr viel Sinn. Unsere Energiezentren zeigen also oft auf, was für uns gut wäre, oder was uns schadet, was aber von der Öffentlichkeit nicht anerkannt oder erkannt werden will. Und auf unseren Fall bezogen: Wenn insbesondere die katholische Kirche die Sexualität tabuisiert und einschränkt, so dürfte das wohl stark auf ihre Eigeninteressen zurückzuführen sein. Denn jemand, der sein Sexualchakra entwickelt, indem er seinen sexuellen Bedürfnissen im Sinne des Schönen auf der Welt nachkommt, der geht für diese Glaubensgemeinschaft verloren. Denn die Erfahrung, dass etwas schön ist und guttut, deckt Moralismus, verfehlte Sittlichkeitsregeln und Anstandsgehabe immer auf. Das ist die Weise, wie

die Schöpfung dem Menschen auf seinen Weg zu finden
hilft…

Fallbeschreibung

Ein Patient kam in Behandlung, weil er über Jahre an einer bestimmten Stelle, circa eine handbreit unterhalb der rechten Brustwarze immer wieder einen starken Juckreiz verspürte, der auf keinerlei physische Ursachen zurückzuführen war.

Da weder Kratzen noch Salben noch Kühlen etwas halfen, beschloss der Patient schliesslich, sich einer energetischen Behandlung zu unterziehen.

Erfolgte Behandlung

Bei der Behandlung wurden zuerst alle drei Auras gereinigt. Dann wurde das Wurzelchakra gründlich auf allen Ebenen und Zeiten gereinigt und von allen Verbindungen getrennt. Auch das Schutznetzt wurde auf den verschiedenen Ebenen und in Gegenwart, Vergangenheit und früheren Leben gereinigt. Allerdings kam da nicht so viel Unstimmiges zum Vorschein, wie erwartet.

Die betroffene Stelle wurde äusserlich und innerlich energetisch abgetastet und untersucht. Aber es konnte kein Schmerzzentrum erkannt werden. Auch bestanden keine direkten oder indirekten Verbindungen.

Intuitiv wurde die behandelnde Person dann darauf gebracht, auf allgemeiner Ebene die Verbindungen zu überprüfen. Und hier konnten dann negative externe Verbindungen von Personen festgestellt werden, die auf den Patienten, wie das Nachfragen ergab, eifersüchtig zu sein schienen.

Allerdings schien dies noch nicht die Lösung des Problems gewesen zu sein. Die behandelnde Person suchte weiter und entdeckte ein verborgenes Chakra im Bereich, wo der Juckreiz stattfand, welches sie nicht kannte, und das sie auch in keinen Dokumentationen über energetisches Heilen finden konnte. Auf diesem Chakra lagen sehr starke Verbindungen von zwei Personen, die den Patienten für elementare Dinge in seinem Leben beneideten. Es handelt sich dabei nicht um materielle Dinge, sondern um eine Art Lebenshaltung, die zu Leichtigkeit, Erfolg und Glück führt. Auf diese Weise hatte die behandelnde Person das Glücks-Chakra entdeckt. Es konnten auf allen Ebenen, insbesondere auf den karmischen, starken Verbindungen gekappt werden. Auch die Schutznetze waren verunreinigt und wurden entsprechend behandelt. Während der Behandlung trat wieder starker Juckreiz an besagter Stelle auf

Interpretation des Falles

Wer Nachforschungen betreibt, der erkennt, dass schon nur in Bezug auf die Hauptchakras verschiedene Quellen eine unterschiedliche Anzahl dieser Energiezentren angeben und verraten. So sind häufig in traditionellen Lehren nur fünf Hauptchakras genannt. Manche geben sieben an. Modernere Lehren beziehen sich auf elf oder zwölf. Die wachsende Zahl an genannten Chakras dürfte darauf zurückzuführen sein, dass früher gezielt nicht alle Chakras genannt werden wollten, damit Unwissende nicht die Möglichkeit erhalten, sich energetisch und somit gesamtheitlich zu entwickeln. Dazu dürfte aber auch kommen, dass die Lehren teilweise sehr alt sind, und dass sich die Menschheit in Zwischenzeit entwickelt hat. Es dürften also neue Energiezentren erwacht und dazugekommen sein.

Wir entnehmen diesem Fall hier, dass wir Menschen niemals alle Energiezentren eines Lebewesens kennen werden. Denn wenn der Mensch nach dem Ebenbild Gottes erschaffen worden sein soll, dann sind seine Möglichkeiten unbegrenzt. Und damit sich diese Unbegrenztheit entfalten kann, braucht es auch eine unbegrenzte Zahl an Energiezentren, die die Energie für die Entwicklung liefern.

Wer beim Behandeln nur auf das vertraut, was er irgendwo gelesen, gelernt oder kopiert hat, der wird sein Potenzial niemals ganz entfalten können. Jeder Heiler heilt auf seine Art und Weise. Damit er diese erlernen kann, muss er bereit sein, intuitiv zu lernen. Intuitiv lernen kann nur, wer Neues anzunehmen bereit ist und nichts für unmöglich hält.

Wenn *Johannes* in seiner Offenbarung von denen schreibt, die den Weg ans Licht finden werden, dann dürfte das Glücks-Chakra dabei eine Rolle spielen. Das Glücks-Chakra führt durch sein Erwachen und seine Wirkung zu Ganzheit und somit zu Heilung und Segen. Man sollte dabei nicht vergessen, dass es dabei eine Vorderseite und eine Rückseite gibt – denn das entspricht der Zentrierung in der Ganzheitlichkeit des Seins.

Fallbeschreibung

Bei diesem Fall geht es eigentlich gar nicht um energetisches Heilen. Es geht nur um das, was im Rahmen einer energetischen Behandlung passiert ist. Und wenn der Autor hier zu schreiben beginnt, dann ergreift ihn wiederum eine starke Rührung und seine Augen werden feucht.

Eine junge Frau fühlte sich nicht so wohl und fragte darum um eine allgemeine energetische Behandlung. Die behandelnde Person reinigte die Auras, trennte Verbindungen, reinigte die Hauptchakras und überprüfte die Energiekanäle. Als sie daran war, die rückwärtigen Herz- und Solarplexus-Chakras zu reinigen, reagierte die Klientin auf einmal stark energetisch und auch leicht emotional. Es schien, als würde eine innere Mauer zum Einsturz gebracht. Die behandelnde Person sah vor dem geistigen Auge ein kleines Mädchen in einem rosa Sommerkleid mit weissen Punkten, wie es in einer Blumenwiese sass und spielte. Sie beschrieb dieses Bild der Klientin, und diese regierte stark gerührt – dann brach sie. Sie weinte und liess sich gehen. Auf diesen Moment hatte ihre Seele wohl lange gewartet…

Erfolgte Behandlung

Wie bereits erwähnt, geht es hier nicht in erster Linie um die Behandlung an sich, sondern viel mehr darum, was diese ausgelöst hat, und was die behandelnde Person in Dankbarkeit lernen durfte durch diesen Fall. Und zwar geht es um das kleine Mädchen oder den kleinen Jungen, den wir alle in uns tragen.

Die Frau erzählte, nachdem sie sich erholt hatte, dass sie sich leicht fühle, und glücklich. Sie meinte, dass sie sich lange nicht mehr so gefühlt habe. Wenn sie sich recht erinnere, dann sei das damals gewesen, als sie als kleines Kind gespielt habe und ihre Mutter daneben im Garten gejätet hätte.

Es stellte sich heraus, dass die Frau sehr früh hat Verantwortung übernehmen müssen. Ihre Mutter war alleinerziehend mit zwei Kindern. Sie musste viel arbeiten gehen, da sie einen Job mit tiefem Einkommen hatte. In der Folge davon musste die Klientin schon früh für sich allein und für ihr jüngeres Geschwister sorgen. Auf sie wurde wenig Rücksicht genommen. Auch bekam sie wenig Aufmerksamkeit und Liebe entgegengebracht.

Aber sie machte ihre Arbeit gut. Sie lernte viel dabei und wurde selbständig. Und es gelang ihr so, trotz der Widrigkeiten, die ihr ihr Leben bot, eine innere Existenz aufzubauen und durch viel Wille und Leistung ihren Weg zu gehen. Aber all das hatte seinen Preis. Sie sperrte das kleine Mädchen in ihr weg – weil dieses keinen Platz neben all den Aufgaben und Bürden des Alltags hatte. Aber das kleine Mädchen wollte raus. Denn nur, wenn wir auch wie ein kleines Kind leben dürfen, in Freude und Unschuld, können wir ganz und somit glücklich werden.

Die Seele der Frau wollte wohl sehr fest, dass die Klientin ihrem inneren kleinen Mädchen den Spielraum einräumt, den es bekommen musste, auf dass die Frau ihren Lebensweg so gehen kann, wie es für sie vorgesehen ist.

Und so hatte diese Frau mit diversen körperlichen Beschwerden, aber auch mit psychischen Herausforderungen zu kämpfen. Sie litt immer wieder unter Neurodermitis, hatte Probleme mit ihrer Verdauung, kämpfte in gewissen Phasen ihrer Jugend mit Asthma und verlebte auch «Flegeljahre», in denen sie exzessiv Alkohol und andere Genussmittel konsumierte. Dann brachte ihr das Leben grosse Veränderungen mit noch grösseren Herausforderungen. Es ist schon erstaunlich, was zu tragen eine menschliche Seele alles imstande ist…

Interpretation des Falles

Wir versuchen immer wieder, über Energiearbeit Unstimmigkeiten ins Lot zu bringen. Aber manchmal liegt die Problemstellung tiefer. Manchmal geht es darum, dass wir zuerst das Geschenk des Lebens erkennen lernen müssen, bevor wir Heilung erfahren dürfen. Der Schweizer Chansonier *Mani Mantter* hat mal ein Lied geschrieben mit dem Titel *«Warum seid ihr so traurig?»*. Und in der letzten Zeile des Liedes singt er: *«Mancher, dem das Leben Schmerz zufügt, erinnert sich dadurch wieder daran.»*

Ja, wenn wir leiden, dann erkennen wir, dass es auch das Gegenteil von Leid gibt. Und dieses Gegenteil, nämlich das Glück des Lebens, wird uns von der Schöpfung, oder von dem, was da eben mehr und für uns unergründlich ist, bedingungslos geschenkt. Solange wir kleines Mädchen oder kleiner Junge sein dürfen, ist es uns möglich, von diesem Lebensglück zu kosten. Dies dürfte wohl der Zustand der Unwissenheit im Paradis sein. Aber dann kommt der Apfel der Erkenntnis, und all das Lebensglück muss der Ernsthaftigkeit und den Herausforderungen des Lebens Platz machen. Vorbei ist dann die Zeit des Glückes im *Garten Eden*. Es kommt der Moloch des kapitalistischen Wirkens in einer kalten, lieblosen Welt.

Wenn es uns gelingt, trotz der Erkenntnis wieder kleines Mädchen oder kleiner Junge zu werden, dann finden wir zurück ins Paradis – denn wir haben es niemals verlassen! Man hat uns nur irrtümlich glauben lassen, dass Paradis sei ein Wunschzustand unserer Träume, der für den Lebenden aber niemals erreichbar sei. Dabei ist es gerade umgekehrt: Unser tägliches Leben, gebunden an wirtschaftliche Tätigkeit, finanzielle Verpflichtungen und gesellschaftliche Normen ist die Illusion, die uns aus dem Paradis vertrieben hat. Doch durch den Apfel der Erkenntnis können wir zurück ins Paradis finden, das immer schon da war.

Weil energetisches Heilen zu solchen zentralen Lebenserfahrungen führen kann wie das Wiederentdecken des kleinen Mädchens oder des kleinen Jungen in uns, gibt es nebst den sechs Büchern *Heilen* auch noch viele andere Bücher im Verlag *denkmalnach.ch*. An dieser Stelle erlaubt sich der Autor auf das Buch *«Die geistige Welt – Warum die Realität nicht mehr als ein Traum ist»* hinzuweisen. Aber eigentlich beschäftigen sich alle Bücher der Reihe *«Spirituelles Wissen»* mit solch tiefgreifenden Themen.

Fallbeschreibung

Wer energetisch arbeitet, der entwickelt sein Einfühlungsvermögen. Das kann zu Situationen führen, die nicht immer leicht zu ertragen sind.

In diesem Fall hier kam eine Frau Mitte vierzig in eine Behandlung. Sie erwähnte bereits am Telefon, dass sie wisse, worum es gehe – und dass sie fühle, dass jetzt die Zeit gekommen sei, um diese Herausforderung anzugehen.

Die behandelnde Person wusste nicht, um welches Thema es gehen sollte. Sie hatte nur die Bitte erhalten, eine energetische Behandlung durchzuführen. So machte sie sich daran, wie üblich die Auras zu reinigen, die Hauptchakras zu überprüfen und zu behandeln und bestehende Verbindungen zu trennen.

Als sie eine starke Verbindung beim rückwärtigen Herzchakra auf Stufe Vergangenheit trennte, zuckte die Klientin, die friedlich und entspannt dalag, zusammen und fragte, was denn jetzt das gewesen sei.

Die behandelnde Person antwortete, dass sie die Verbindung zwischen ihr und ihren Eltern getrennt habe.

Die Behandlung wurde weitergeführt und die behandelnde Person stellte insbesondere beim Solarplexus- und beim Sexual-Chakra starke negative externe Verbindungen fest, die in der Vergangenheit entstanden sind und auch einen Bezug zu einem karmischen Stolperstein haben mussten, da sie sich nicht einfach so trennen liessen. Sie nahm die Herausforderung an und versenkte sich in das, was da verborgen lag. Intuitiv wurde sie zur Erkenntnis geführt, dass es etwas mit Religion und mit einer Missetat zu tun haben müsse.

Behutsam sprach sie die Klientin darauf an. Diese erklärte, dass es hier eben um ihr Thema gehe, das sie seit ihrer Kindheit mit sich herumtrage – und worüber sie zwar mit vertrauten Menschen gesprochen habe, wofür sie aber niemals Anerkennung im Sinne von «ja, das ist nicht richtig, was dir da angetan wurde» bekommen habe.

Sie erzählte, dass sie als Mädchen in ihrer Familie missbraucht wurde, und dass die Übergriffe insbesondere aus religiösen Gründen geheim gehalten wurden. Und weil niemand in der Familie über dieses Unrecht sprach, fiel es der Frau schwer, Anerkennung für ihr Problem zu erhalten. Zwar konnte sie davon erzählen – aber niemand schien ihr glauben zu wollen. Und so war sie viele Jahre umgeben von einem Schweige, das in ihrem Innern immer ein lauteres Schreien provozierte, bis sie es nicht mehr aushielt und beschloss, einen Schritt vorwärts zu machen.

Erfolgte Behandlung

Dieser Fall war und ist komplex und schwer zu lösen. Denn Verbrechen gegen die Menschlichkeit sind weitreichend und haben in den meisten Fällen eine karmische Vorgeschichte aus einem früheren Leben.

Meistens ist es so, dass entweder ganz jungen Seelen oder aber alten und weit entwickelten Seelen solches Unheil widerfährt. Im ersteren Falle geht es darum, dass jede Seele lernen muss, wie es ist zu sterben, zu verhungern, gefoltert zu werden und zu leiden. Und es sind oft auch junge Seelen, die die aktive Seite dieser widerwärtigen Handlungen einnehmen. Bei den älteren Seelen geht es dann aber eher darum, dass sie durch das grosse Leid und die Last, die dadurch zu tragen ist, lernen, erkennen und stark werden. Wer etwas sehr Schweres im zwischenmenschlichen Bereich überstanden hat und nicht daran zerbrochen ist, der ist bereit, grosse Aufgaben zu vollbringen. Wir haben es hier also mit einer Art Training und Prüfung zu tun, die Eintritt in die geistige Welt gewähren und über Lerneffekt und Erkenntnis die Illusion der Realität entlarven helfen.

Die behandelnde Person hat so behandelt, wie karmische Stolpersteine behandelt werden. Sie hat religiöse Gelübde gefunden und gelöst. Sie hat mit der Klientin Vergebungspraktiken durchgeführt und so Verbindungen trennen können.

Aber wie es eben oft in solchen Fällen des Missbrauchs und Verbrechen gegen die Menschlichkeit ist, war die grösste Schuld und somit auch das Bedürfnis der Rache bei der Frau sich selbst gegenüber zu finden. Scheinbar nutzt unser Ego die Angriffe von aussen gegen uns, um damit uns selbst anzugreifen und kleinzuhalten.

Das klingt im ersten Moment kontrovers und paradox. Wenn wir aber die psychologischen und energetischen Wirkungssysteme betrachten, dann wird klar, warum dem so ist:

Wenn jemand missbraucht wird und dieser Missbrauch totgeschwiegen wird und so niemals zum Thema gemacht wird, dann stellt sich das Opfer unbewusst die Frage, warum denn darüber nicht gesprochen werde. Oft weiss das Opfer nicht, welche Rechte ihm im Sinne der Verletzung der goldenen Regel zustehen würden. Und so nimmt es ziemlich schnell an, dass es diesen Übergriff, dieses Leid, aus irgendeinem Grund «verdient» habe. Und so tritt es definitiv ein in die Opferrolle und dient so dann den Missetätern unbewusst als Energielieferant. Denn der Täter kontrolliert das Opfer über das Stillschweigen.

Da aber jeder Energiediebstahl ein Verbrechen gegen das Leben selbst ist, tut die Seele des Opfers alles, um die Unstimmigkeit ans Licht zu bringen. Dabei hat sie es sehr schwer. Denn sie muss über Leidensdruck das Führungs-Ich davon überzeugen, dass nicht die Missetäter und das eigene Ego Recht haben, sondern dass jeder Mensch als geliebtes Wesen der Schöpfung im Recht steht, solange er liebt und die goldene Regel des nicht Verletzens nicht bricht.

Da das Umfeld, also die schweigende Täterschaft und das Ego oft schon von Kindheit an auf eine solche Seele und das Führungs-Ich in diesem Menschen einwirken können, ist der Weg zur Befreiung von der Marter dieses «schreienden Schweigens» lang, mühevoll und steinig. Es gibt viele falsche Selbstkonzepte abzulegen, die das Opfer sich zurechtgelegt hat, um mit der Pein des Geschehenen zugange zu kommen. *Friedrich Nietzsche* nennt dies auch die «*Sklavenmoral*». Aber jedes Mal, wenn wieder eine dieser selbstaufgestellten Hürden überwunden oder abgelegt werden kann, wartet dafür eine grosse Belohnung. Es ist dies die Belohnung der Erkenntnis und der Selbstermächtigung.

Natürlich sind nicht wir als Heiler diejenigen, die diese Hürden überwinden. Aber indem wir energetische Stolpersteine und energetische Barrikaden aus dem Weg räumen, entsteht ein Freiraum der energetischen Erholung, der genügend Kraft erwachsen lassen kann, auf dass die Herausforderungen in Angriff genommen und überwunden werden können. Wir werden also als Heilerin oder Heiler zum Mitstreiter des Guten.

Interpretation des Falles

Vielleicht müssen wir uns fragen, was denn eigentlich unsere Aufgabe ist bei einer energetischen Behandlung?

Und hier kommen wir in einen heiklen Bereich. Denn es kann sein, dass wir als Heiler zum Krieger werden. Krieger zu sein ist immer ein zweischneidiges Schwert. Wir dürfen durch unser Handeln nicht die goldene Regel verletzen. Aber wenn wir gegen Ungerechtigkeiten nicht antreten, dann verletzen wir die goldene Regel eben auch. Und so kommt es, dass das physische Leben uns manchmal zwingt zu kämpfen. Und dem ist gut so. Denn wer den Kampf zur Vollkommenheit gebracht hat, der kämpft nicht mehr um seiner Selbstwillen, sondern er kämpft für das grössere Ganze. Und dadurch erhebt er sich vom irdischen Soldaten zum Krieger der Welten. Er reiht sich dadurch in die Reihen der Weissen Bruderschaft ein. Denn wer den Kampf zur Perfektion gebracht hat, braucht nicht mehr zu kämpfen. Warum dem so ist? Das ist etwas, was für den menschlichen Verstand nicht fassbar gemacht werden kann. Aber grosse Lichtwesen kämpfen ja auch nicht. Dennoch werden sie nicht angegriffen. Und sie haben auch keinerlei

Schwierigkeiten, zu bestehen und sich durchzusetzen. Sie haben grosse Macht – weil sie die Macht, die ihnen zur Verfügung steht, nicht anwenden.

Und so ist es bei uns. Wenn wir als Heiler den Kampf annehmen und so der Perfektion zustreben, dann wird es uns möglich, andern Seelen in ihrer persönlichen Situation den Freiraum zu erschaffen, der es ihnen ermöglicht, den für sie nötigen Kampf zu führen. Meistens ist es ein Kampf gegen sich selbst, gegen das eigene Ego.

Nein, wir müssen uns nicht in die Schranken weisen lassen, wenn es um Ungerechtigkeiten geht. Wenn die goldene Regel verletzt wurde, dann muss jemand handeln; weil alles andere ins Verderben führen würde. Wenn wir handeln, dann handeln wir zu Beginn noch sehr ungeschickt – weil wir noch kämpfen. Mit der Zeit aber werden wir aufgrund unserer Kampferfahrung nur noch scheinen und wirken. Jeder kämpft seine Zeit. Aber dann, wenn er selbstlos geworden ist, darf er auf den offenen Kampf verzichten und auf seine energetische Wirkung gegen aussen vertrauen.

Im Film *«Saving Private Ryan»* kommt es zu einer heiklen Situation, wo die Soldaten eines Einsatzkommandos einander an die Gurgel gehen wollen. Manche des Trupps wollen Selbstjustiz üben und einen feindlichen Maschinengewehrschützen, der einer ihrer Kollegen umgebracht hat, ohne Gerichtsverfahren hinrichten, obwohl dieser sich ergeben hat. Eine sehr unschöne Szene, wo man nicht weiss, wie viel Gewalt urplötzlich aufgrund von Wut und Rachegelüsten zum

Ausdruck kommen kann und sogar zu Selbstvernichtung unter Freunden führt. In genau diesem Moment entschärft der Captain, gespielt von *Tom Hanks* die Spannung, indem dieser sagt: *«Lehrer! In meinem zivilen Leben vor dem Krieg war ich Lehrer!»*

Es sind nicht die Worte, die dem Captain die Kontrolle über seinen Trupp zurückgeben. Es ist die grosse Macht der Wirkung, die über seine Persönlichkeit hinter den Worten steht und so stark auf die aufgebrachten Soldaten einwirkt, dass sie sich geschlagen geben.

Ja, man kann kämpfen und gewinnen, ohne gekämpft zu haben.

***

In unserem Fall hat die behandelnde Person in den Augen der Klientin für die Gerechtigkeit gekämpft. Indem energetisch anhand von körperlichen Erscheinungen an Chakras und in Form von Verbindungen unparteiisch festgestellt werden konnte, dass ein Übergriff stattgefunden hat, bekam die Klientin die Bestätigung, die man ihr durch das Totschweigen des Übergriffs immer verwehrt hatte. Die behandelnde Person hat als unbestechliche Instanz anhand ihrer energetischen Beobachtungen den Beweis geliefert, dass der Klientin Unrecht widerfahren ist. Dieser Beweis hat der Klientin die Kraft gegeben, zu sich selbst zu stehen und sich von den Untaten ihrer Familienmitglieder zu distanzieren.

Sich aus Familienbanden zu lösen, braucht sehr viel Kraft und Selbstsicherheit. Denn wer dies tut, der wird sein

Zuhause für immer verlassen müssen. Aber gleichzeitig ist es ein wichtiger Schritt, der auf den eigenen Weg führt.

Dann, wenn wir Normen und Gemeinschaften schwächer gewichten als Wahrheit und Gerechtigkeit, sind wir bereit, in neue Gefilde des Daseins einzutreten. Das ist uns vorbestimmt. Wann wir genügend Erfahrung und Kraft gesammelt haben, wissen wir jedoch nicht. Aber oft sind es Veränderungen in unseren Energiekörpern, die solche epochalen Schritte ermöglichen und uns unsere Seele erkennen lassen.

Heilerin oder Heiler zu sein, kann viel mehr bedeuten, als einfach nur einer verklärten Idee nachzueifern…

21 Fall 17 - Die einschlafende Hand

Fallbeschreibung

Bei einem Mann stellte sich das Problem, dass bei seiner linken Hand ständig der kleine Finger und der Ringfinger einschliefen. Daher liess er das Problem bei einem Neurologen untersuchen, welcher ihm eine Operation empfahl, um beim Ellbogen einen Nerv anders zu führen, damit dieser nicht durch das Ellbogengelenk abgedrückt und somit in Mitleidenschaft gezogen werde. Die Operation gelang. Es blieb eine circa zehn Zentimeter lange Narbe zurück und der Mann war fast einen Monat lang arbeitsunfähig, da er ohne linken Arm nicht arbeiten konnte.

Leider traten die Beschwerden mit den beiden Fingern etwa vier Monate später wieder auf. Da der Patient so krankenversichert war, dass er einen hohen Selbstbehalt bezahlen musste, wollte er sich nicht einer zweiten Operation unterziehen, zumal ihm da empfohlen wurde, auch beim Handgelenk die Nerven zu verlegen. Er entschied sich stattdessen, auf eigene Kosten eine alternative Behandlungsmethode zu suchen. So kam er zu einem Akupunkteur, der mit Nadeln versuchte, die Energien wieder ins Gleichgewicht zu bringen. Der Patient konnte Verbesserungen feststellen, allerdings klangen die Probleme nicht ganz ab. Dafür fiel ihm auf, dass der Behandlungsspezialist ihn bei jedem Besuch darauf hinwies, dass er kalte Hände habe und etwas dagegen tun sollte.

Nachdem die acht Akupunktur-Behandlungen vorbei waren, nahmen die Probleme mit den einschlafenden

Fingern wieder zu. Was blieb, war die Frage, warum der Akupunkteur immer auf die kalten Hände hinwies. Aber da dieser Chinese war und nur schlecht Deutsch sprach, konnte er dieses nicht erklären. Schade…

Die Lösung für sein Problem fand der Patient dann vorerst selbst. Denn die Aussage mit den kalten Händen wirkte in ihm nach. Und eines Tages stellte er fest, dass seine Armbanduhr ja vollumfänglich aus Metall bestand, und dass dieses Metall immer kühl war. Darum entschied der Patient sich, diese Uhr eine Zeitlang nicht zu tragen. Mit dem Effekt, dass seine beiden Finger nicht mehr einschliefen. Ja, so simpel. Aber was hatte das mit energetischem Heilen zu tun?

Nun, es zeigte sich, dass die einschlafenden Finger nur die Spitze des Eisberges darstellten. Denn auch die Muskulatur der Hand und die Beweglichkeit der anderen Finger schienen irgendwie zu leiden. Daher entschied sich der Patient, ermutigt durch die positiven Erfahrungen aus der Akupunktur, seine Hand mal energetisch untersuchen zu lassen.

Bei der Behandlung stellte die behandelnde Person fest, dass es sich um einen äusserst komplexen Fall handeln muss. Denn auf der Ebene der Gegenwart war zwar vieles energetisch nicht in Ordnung. Aber es bestanden auch viele Verbindungen in die Vergangenheit. Und dann war da etwas Karmisches, das an die Oberfläche wollte und regelrecht nach Beachtung schrie.

Es sollte sich zeigen, dass es sich um ein weitreichendes Problem karmischen Ursprungs handelte, das der Patient in diesem Leben angehen musste, um einen bedeutenden Schritt weiterzukommen.

Erfolgte Behandlung

Für diese Behandlung brauchte es mehrere Sitzungen. Zuerst wurde auf der Ebene der Gegenwart gearbeitet. Und hier wurde von der ätherischen Ebene hinauf bis in die mentale und teilweise auch noch in die kausale und buddhische Ebene behandelt. Mehrheitlich ging es darum, die verschiedenen Energiezentren in den Gelenken des linken Arms und der linken Hand zu entstauen und zu energetisieren, damit sich die Hand auf physischer Ebene erholen konnte. Dann waren auf astraler und mentaler Ebene viele diffuse Verbindungen zu trennen.

Als nächstes erfolgte die mehrheitlich gleiche Behandlung auf Stufe der Vergangenheit. Hier zeigte sich, dass besonders die jeweils allgemeinen Behandlungsteile, das heisst, dass Trennen der allgemeinen Verbindungen, das Reinigen der Auras und das Reinigen der Hauptchakras beim Patienten emotional starke Wirkung hatten. So kamen ihm regelmässig die Tränen, und manchmal wurde er emotional richtig durchgeschüttelt, ohne dass er sagen konnte, weshalb.

Entsprechend erstaunte es nicht, dass beim Behandeln auf der karmischen Stufe dann des Rätsels Lösung klarer in Erscheinung trat: Der Mann hatte die gute schlechte Angewohnheit, immer zu allen lieb sein und ihnen helfen zu wollen. Dies brachte ihn in mehreren Leben in Schwierigkeiten und kostete ihn einmal sogar sein Leben. Es schien so, als müsste der Patient in diesem Leben lernen, Dinge und Probleme anderer stehen lassen zu können, und nicht immer alles auf sich zu laden und selbst lösen zu wollen, da er so den andern ihre Lektionen aus dem Weg räumte und damit sein eigenes Karma überspannte.

Dem Patienten dies zu erklären war nicht ganz so einfach. Es stellte sich heraus, dass er ein ausgesprochener «Gutmensch» war, der immer für andere hinstand und immer alle Probleme gelöst haben wollte. Es schien, als würde seine Seele ihn über seine linke Hand und über seinen linken Arm auf diese Problematik aufmerksam machen. Denn nebst den Nervenproblemen hatte der Patient auch mal einen schwereren Unfall mit der linken Hand und vorher noch einige kleinere Verletzungen, die ärztlicher Behandlung bedurften.

Entsprechend konnte dem Patienten über energetische Behandlung nur wenig geholfen werden. Zwar brachte diese die Problemstellung an die Oberfläche und so ins Bewusstsein des Klienten. Aber das Problem musste er selbst angehen. Er musste lernen, die Dinge so stehen zu lassen, wie sie sich ergeben – und nur dann zu helfen, wenn er darum gebeten wurde. Das war wichtig für ihn, denn sonst hätte er immer wieder sein Karma herausgefordert und dementsprechend die ausgleichende Wirkung der grossen Lichtbringer ertragen müssen.

Der Patient ging das Problem so an, dass er über Literatur und spirituelle Herangehensweisen zu verstehen versuchte, warum das Leben so ist, wie es sich ihm präsentiert. Er fand mit Hilfe grosser Philosophen heraus, dass die Welt nicht so ist, wie wir sie aus unserer Perspektive wahrnehmen. Und alte Seelen aus der

Weltgeschichte zeigten ihm auf, dass gewisse Dinge möglich sind und andere nicht. So begann sich der Patient nach und nach in den verschiedenen Bereichen seines Lebens zurückzuziehen. Das bescherte ihm zuerst viele zwischenmenschliche Probleme, wie etwa Vorwürfe, Ausgrenzung, Einsamkeit und direkte Angriffe derer, die es gewohnt waren, dass er für sie immer wieder die Karre aus dem Dreck gezogen hatte. Nach und nach aber legte sich der Tumult und er führte ein ruhigeres, aber angenehmeres Leben. Er wurde mit grossen spirituellen Fortschritten und entsprechend mit weitreichender Erkenntnis belohnt. Und er war immer mehr von den Menschen umgeben, die seine Güte zu schätzen wissen. Und die anderen, die ihn mehrheitlich nur ausgenutzt haben, verschwanden nach und nach.

So fliesst eben der Fluss des Lebens. Wenn wir uns ihm hingeben, dann geschehen die Dinge von selbst. Anfänglich haben wir Wasserfälle, Stromschnellen und tosende Schluchten zu passieren. Dann aber fliesst der Fluss immer gemächlicher und zieht sich in ruhigen Mäandern durch die weiten Ebenen des Daseins, bis er sich ins Meer ergiesst. Und diese Mäander erkennen wir in den ewigen Energiebändern des Universums wieder, die in Ruhe und immenser Kraft leuchtend strahlend dahinziehen, ohne dass ein menschlicher oder weltlicher Einfluss sie in ihren Bewegungen und ihrer Wirkung zu beeinflussen vermöchten…

Interpretation des Falles

Dieser Fall zeigt uns das Kaskadenartige auf, das bei Schmerzen und physischen Problemstellungen immer versteckt hinter dem Oberflächlichen liegen kann. In diesem Fall wollte die Seele des Patienten zwingend eine Veränderung in der Lebenshaltung und Lebensführung erwirken. Da der Patient nicht hinhören wollte, musste er fühlen. Sehr wahrscheinlich hätte er Arm und Hand noch dutzende Male operieren lassen können – sein Problem hätte sich nicht gelöst. Probleme, die auf einer höheren Ebene ihren Ursprung haben, schütten sich kaskadenartig aus bis hinab auf die tiefste Stufe des physischen Daseins. Wenn wir lernen, früh genug wahrzunehmen und hinzuhören, dann leiden wir entsprechend weniger. Darum bringt Achtsamkeit in den meisten Fällen mehr Heilung als medizinische Eingriffe. Zwar können über medizinische Massnahmen erste Hilfestellungen geboten und die Leiden verringert werden. Dennoch sollten wir bei jedem Schmerz, bei jedem Unglück und bei jedem anderen Schicksalsschlag versuchen zu erkennen, was wir daraus lernen, und für unser Leben mitnehmen können. Dabei kommt es nicht darauf an, dass wir in absoluter Klarheit erfahren, was uns zuteilwerden soll. Es geht nur darum, dass wir verstehen lernen, dass da mehr ist. Was uns gesagt werden will, das ist dann plötzlich einfach da – und wir werden es verstehen, ohne dass wir der geringsten Erklärung dafür bedürften.

Es ist unser Vorwärtsgehen, das uns hilft, Dinge in der Vergangenheit aus einem anderen Blickwinkel betrachten zu können; und wer das Geschehene verstehen lernt, der lernt auch immer mehr das, was gerade ist, zu deuten. Wir bekommen täglich viele Hinweise, denen wir nachgehen können, um zu verstehen, wohin wir geführt werden sollen. Und wenn wir diesen Hinweisen keine Beachtung schenken, dann müssen die geistigen Helfer, aber auch unsere Seele, zu drastischeren Massnahmen greifen, um unsere Aufmerksamkeit zu erheischen. Sie tun dies nicht, um uns zu schaden, sondern um uns zu helfen. Und somit sind Schmerzen, Verletzungen und Leiden kein Unglück, sondern Hilfestellungen für uns, um Ganzheit zu erlangen.

Wenn unser Patient heute mit seiner linken Hand wieder die Seiten bei der Gitarre so greifen kann, dass dabei Klänge und Melodien entstehen, die ihn erfreuen, dann denkt er in Dankbarkeit an seine Leidensgeschichte. Und er dankt den geistigen Helfern dafür, dass sein Leben zwar einsamer und ruhiger, dafür aber farbiger und glücklicher geworden ist. Und dass seine Finger mehrmals täglich eingeschlafen sind, das hat er schon fast vergessen. Denn das Leiden hat Dingen platzgemacht, die mehr leuchten und mehr erfreuen…

***

Hinweis: In diesem geschilderten Fall hat eine Metalluhr dem Handgelenk-Nebenchakra immer viel ätherische Energie abgezogen. Dies geschah nicht nur über die physische Ebene, indem das Metall Körperwärme absorbierte und so zu Energiemangel führte, sondern auch über die astrale und mentale Ebene. Als Heilerin oder Heiler sollten wir immer daran denken, dass Schmuckstücke, Statussymbole und so weiter negative Energien absorbieren und speichern. Auch ziehen sie negative Verbindungen auf sich. Entsprechend sind solche Gegenstände regelmässig energetisch zu reinigen, damit sie nicht schädliche Auswirkungen auf die verschiedenen Körperstellen und Energiekörper haben.

Noch besser wäre es energetisch gesehen, gänzlich auf Schmuck, Piercings, Tattoos und derartiges zu verzichten.

22 Fall 18 – Der verknackste Fuss

Fallbeschreibung

In einer Projektwoche haben Schülerinnen und Schüler draussen einen Orientierungslauf anhand von Fotos abgelaufen. Eine Lehrperson, in Energiearbeit bewandert, beobachtete unterwegs die vorbeikommenden Schülergruppen. Bei einer Gruppe hatte sich ein Mädchen den Fuss verknackst und konnte aufgrund der Schmerzen nicht mehr gut gehen. Da die Verletzung nicht so schlimm aussah, man sich aber abseits von einer Strasse befand, entschloss die Lehrperson entgegen ihrer Prinzipen, das Fussgelenk energetisch zu behandeln. Eigentlich hätte sie zuerst die Eltern des Mädchens um Erlaubnis fragen müssen. Aber da im Moment die Lehrperson für das Mädchen die Verantwortung trug, und weil es die Situation fast nicht anders möglich machte, nahm die Lehrperson das Mädchen kurz zur Seite und behandelte das Fussgelenk. Viel gab es nicht zu tun. Nur das Wegnehmen des lokalen Schmerzes und das Entstauen der betroffenen Energiezentren.

Während der Behandlung fragte nun aber das Mädchen, was die Lehrperson da mache. Die Lehrperson erklärte, dass sie dafür sorge, dass die Energie wieder gut durch das Fussgelenk fliessen könne, damit die Schmerzen zurückgingen und die Selbstheilung schneller eintreten könne. Das Mädchen gab sich mit dieser Erklärung zufrieden. Dann auf einmal aber, als sie die Bewegungen der Lehrperson etwas beobachtet hatte, meinte es, jetzt kriege es doch Angst. Denn diese Bewegungen würden sie an die Bewegungen von *Lord Voldemort* aus den

Büchern von *Harry Potter* erinnern. Spontan entgegnete ihr die Lehrperson, dass Lord Voldemort wohl kaum gezaubert habe, um jemandem die Schmerzen wegzunehmen. Diese Erklärung leuchtete dem Mädchen ein.

Nach der kurzen Behandlung, die kaum länger als drei Minuten gedauert hatte, stellte das Mädchen erstaunt fest, dass die Schmerzen so weit zurückgegangen waren, dass es wieder mit den andern der Gruppe hat weiterlaufen können.

Erfolgte Behandlung

Auch in diesem Fall geht es nicht in erster Linie um die Behandlung an sich. Es geht viel mehr um die Wirkung dieser Behandlung. Es wird aber nicht die Wirkung der Behandlung beim Mädchen und ihrem Fussgelenk beschrieben. Viel mehr wird die Wirkung der Behandlung auf die Lehrperson thematisiert.

Denn es war so, dass das die Lehrperson vergessen hatte, dem Mädchen zu sagen, dass es diese Behandlung als Geheimnis für sich behalten solle. Stattdessen erzählte das Mädchen den andern in Begeisterung vom Wegfallen der Schmerzen. Dies hatte natürlich eine Wellenwirkung, von der die Lehrperson nichts mitbekam.

Da es bei dieser Lehrperson im Weiteren noch zu mehr *speziellen Ereignissen* kam, die den Schülerinnen und Schülern auffielen, baute sich nach und nach ein Ruf auf, der die einen begeisterte, andere erstaunte und wenige verängstigte. Und wie es so ist bei Dingen, die festgestellt aber mit herkömmlichen Mitteln schwerlich erklärt werden können, traten plötzlich auf versteckte Weise Kritiker auf den Plan. Man begann, die betroffene Lehrperson immer genauer zu beobachten und sammelte gerechtfertigte und hinzugedichtete Beobachtungen, um dieser Lehrperson schliesslich einen Strick aus dem zu drehen, was sie in guter Absicht für andere getan hatte. Dies führte so weit, dass die Lehrperson gekündigt und eine andere Schule als Arbeitsort gesucht hat.

Interpretation des Falles

Wir können es drehen und wenden, wie wir wollen: Irgendjemand stört sich immer an dem, was wir tun. Denn es gilt das Sprichwort *«Allen Leuten recht getan ist eine Kunst, die niemand kann.»*

In diesem Falle hier haben wir es mit Angst, Eifersucht und Missgunst zu tun. Und diese niederen Emotionen sind problemlos imstande, jemanden gerechtfertigt oder ungerechtfertigt ans Messer zu liefern. Oft sind es gute Kolleginnen und Kollegen, die auch gerne bewundert oder geliebt würden, die uns dann anschwärzen. Sehr oft sind es religiöse Kreise mit fundamentalistischen Grundhaltungen, die allen alternativen Heilmethoden den Kampf ansagen, weil sie genau wissen, dass die dadurch gemachten Erfahrungen im Widerspruch zu dem stehen, was den Mitgliedern der Glaubensgemeinschaft gepredigt wird.

Und so kommen wir zur Problematik dieses Falls: Wenn jemand, der von energetischem Heilen keine Ahnung hat, wie das Mädchen mit dem verknacksten Fuss, herumerzählt, dass sie vor Schmerzen nicht mehr habe gehen können, dass aber dann innert drei Minuten die

Schmerzen so nachgelassen hätten, dass es habe weitergehen können, dann gehört das in den Bereich der Wunderheilung, da viele Menschen nichts von Energiearbeit und ihren Möglichkeiten wissen. Was sich Menschen nicht erklären können, können sie auch nicht verstehen. Und was sie nicht verstehen können, macht ihnen Angst. Wie geht man gegen Angst vor? Indem man den vermeintlichen Auslöser der Angst beseitigt – anstatt dass man selbst an seiner Angst arbeiten und dadurch lernen würde…

Aus solchen Gründen hat der Verlag denkmalnach.ch die Serie *«Die Wirkung von…»* publiziert. Hier geht es in zehn kleinen Büchern darum, an und für sich normale und logische Sachverhalte so zu erklären, dass sie problemlos verstanden werden können – selbst wenn man nicht so viel über Energien und ihre Wirkungen weiss. Natürlich widmet sich eines der Bücher dieser Serie auch der Angst (*Die Wirkung von Angst auf unser Leben – Was Angst alles behindert und verunmöglicht*).

Was es zu diesem Fall noch zu sagen gibt? Passen Sie auf, dass Sie selbst nicht beseitigt werden! *Der Weg in die Hölle ist voller guter Absichten…!*

23 Fall 19 - Die Besetzung

Fallbeschreibung

Eine hochsensible Frau unterzog sich einer Operation, die nicht zwingen nötig gewesen wäre. Allerdings wurde ihr von verschieden Seiten her diverse Vorteile versprochen.

Nach der Operation, im Aufwachraum, bemerkte die Frau dann, dass etwas überhaupt nicht mehr so war, wie vorher.

Sobald sie einigermassen wieder bei Sinnen war, schrieb sie über ihr Smartphone der behandelnden Person, damit diese über eine Fernbehandlung schaue, was getan werden könnte, da sich die Frau auf allen Ebenen äusserst unwohl fühlte.

Die behandelnde Person arbeitete energetisch so, wie man dies nach einer Operation in etwa tut. Sie stellte fest, dass die Frau sehr schwach war, nahm aber an, dass dies auf die Vollnarkose, die vielen Medikamente, die Aufregung und die Folgen des für den physischen Körper drastischen Eingriffs sei.

Am Tag danach aber meldete sich die Frau wieder und beklagte ihren schlechten Zustand, und dass es ihr psychisch äusserst schlecht gehe.

Die behandelnde Person stellte daraufhin fest, dass da äussere Einflüsse wirken mussten, denn energetisch gesehen befand sich die Patientin in Bedenken erregendem Zustand.

Erfolgte Behandlung

Bei der zweiten Fernbehandlung stellte die behandelnde Person fest, dass die operierte Frau sehr viel Energie verlor. Diese Energie fehlte dann den zentralen Hauptchakras, um auf den verschiedenen Ebenen ihre Funktionen zu erfüllen. Insbesondere beim Wurzelchakra zeigte sich, warum die Patientin Suizidgedanken aufgrund völliger Hoffnungslosigkeit hegte, denn dieses Chakra war quasi in sich zusammengefallen.

Die behandelnde Person suchte nach Verbindungen und anderen Gründen, um die den Energieverlust erklärt hätten. Aber sie fand nichts. Darum bat sie um ein Foto des Raumes, in welchem sich die Patientin im Krankenhaus aufhielt. Als der Raum dann anhand des Fotos energetisch überprüft wurde, stellte die behandelnde Person eine schwere, sehr negativ wirkende Energie fest. Ihr kam die Wirkungsweise dieser Negativität bekannt vor. Und darum überprüfte sie das Nacken-Nebenchakra der Patientin, ob dort allenfalls eine erdgebundene Seele anhafte. In der Tat war dort eine äusserst starke Wesenheit wahrnehmbar. Aber diese Seele reagierte nicht auf die normalen Prozeduren, die normalerweise helfen, mithilfe der Engel des Lichts die erdgebundene Seele ans Licht zu führen. Gleichzeitig nahm die behandelnde Person wahr, wie sehr sie auf einmal Energie verlor. Ihr wurde schwindlig und es viel ihr schwer, sich noch konzentrieren zu können. Offensichtlich hatte diese bösartige Wesenheit auf astraler Ebene die Gefahr, die ihr drohte, erkannt, und versuchte nun, der behandelnden Person so viel Energie abzuziehen, damit diese ihr Vorhaben nicht verwirklichen konnte. Da diese aber bereits Erfahrungen mit solchen bösartigen erdgebundenen Seelen gemacht hatte, gelang es ihr dennoch, den mentalen Kampf für sich zu entscheiden. Sie rief die Erzengel, insbesondere Erzengel Michael an, und bat diese, sie in Bezug auf diese bösartige Seele zu unterstützen. Vor dem geistigen Auge sah sie dann silhouettenhaft, wie die Wesenheit mit Michaels Schwert der Wahrheit niedergestreckt wurde. Danach empfand sie grosse Erleichterung.

Der energetische Zustand und der Gesundheitszustand der Patientin verbesserten sich etwas, so dass sie nachhause konnte. Allerdings verheilte die Operationswunde nicht, sondern entzündete sich. Es war eine Nachoperation nötig.

Beim zweiten Mal verheilte die Wunde dann, aber es blieben vielerlei kleinere und grössere Probleme zurück. Insbesondere auf den Narben waren immer wieder starke Verbindungen auszumachen, die zu Schmerzen, Unwohlsein und psychischer Niedergeschlagenheit führten. Aber um diese Beschwerden geht es in diesem Fall hier nicht, denn diese, so zeigte sich, haben weitreichenden karmischen Ursprung.

Im Rahmen dieser Beschwerden machte die Patientin dann eine Behandlung in Bioresonanz. Die dort behandelnde Person fragte sie dann aufgrund der Analyseergebnisse, ob sie nach der Operation eine Besetzung gehabt habe. Denn die Analyseergebnisse des Computers würden dies ganz klar zu erkennen geben…

Interpretation des Falles

Der Autor hat schon mehrfach festgestellt, dass es Orte gibt, die bösartige erdgebundene Seelen anziehen. Es sind dies Orte, wo menschenverachtende Dinge getan wurden oder getan werden. Immer dann, wenn Menschen in erster Linie aus Gier nach Macht oder Geld handeln, oder wenn sie sich am Leiden anderer erfreuen, dann ruft dies bösartige Wesen herbei, die selbst einen Hang zu solchen Machenschaften hatten oder noch haben.

Wenn jemand einen Vertrag eingeht, der einem Seelenverkauf nahekommt, wenn jemand mit seinem Körper nicht zufrieden ist und ihn darum plastisch korrigieren lässt, wenn jemand Substanzen einnimmt, weil er sich eine andere Realität wünscht, oder wenn jemand Dinge entgegen der goldenen Regel tut, um auf Kosten anderer einen Vorteil zu erlangen, dann besteht immer die Gefahr, dass er anfällig wird für den Angriff einer bösartigen erdgebundenen Seele (oder vielleicht auch andere bösartigen Wesen, die wohl eher in den Bereich der Naturgeister einzuordnen wären).

Wir haben mit solchen bösartigen Wesen normalerweise keine Berührungspunkte, da wir ja nicht in ihren Handlungsspielraum eintreten. Wir schwingen höher und haben mit diesen tiefen Ebenen der Astralwelten wenig zu schaffen. Aber sobald wir eben in Resonanz geraten, weil wir etwas tun, was für den Menschen als Lichtwesen nicht vorgesehen ist, dann werden wir anfällig. Und wenn wir bereits gesundheitlich oder psychisch angeschlagen sind, dann werden wir zum leichten Opfer. *Robert Louis Stevenson* geht auf diese Problematik ein in seiner

Novelle über *Dr. Jekyll und Mr Hyde*. Hier schafft eine chemische Substanz die Verbindungen, die den guten Doktor zum Unmenschen mutieren lässt.

Nun, auch das hat natürlich einen tieferen Grund. Und auch daraus können wir lernen. Aber was tut eine Person, der es aufgrund eines gesundheitlichen Problems schlecht geht, und die dann noch von einer Besetzung derart heruntergezogen wird, dass sie Suizidgedanken zu hegen beginnt, wenn sie nichts von energetischen Gegenmassnahmen weiss? Wie viele Menschen leiden oder setzten ihrem Leben ein Ende, nur weil niemand da ist, der ihnen aufgrund von Wissen und Erkenntnis helfen könnte?

Wenn solche leidenden Menschen dann Hilfe in der Religion finden, dann ist das nicht erstaunlich. Denn jede Religion trägt die Botschaft des Lichts in sich. Und wer über Religion bereit ist, sich der Hilfe der Engel zu eröffnen, dem kann geholfen werden. Schade, dass auch die Religionen sehr oft unterwandert und zu Quellen menschenverachtenden Handelns wurden. Sicherlich hat der Glaube vielen Menschen geholfen, sich vor bösen Wesenheiten zu schützen. Aber wenn der Glaube dann verkannt und die Religion Ausdruck über Inquisition und Hexenverbrennung findet, dann nützt auch diese Hilfestellung dem Leidenden nichts mehr.

Ist es tatsächlich so, dass täglich ein Kampf zwischen Gut und Böse stattfindet? Und wenn ja, auf welcher Seite stehen wir?

Fallbeschreibung

Aufgrund eines Unfalles musste einem jungen Mann ein Teil einer Gliedmasse amputiert werden. Glücklicherweise behinderte das den Mann kaum.

Allerdings kam es einige Zeit nach der Amputation zu Phantomschmerz. Phantomschmerz ist etwas sehr unangenehmes und Störendes. Denn kratzen Sie sich mal, wenn es keine Stelle zum Kratzen gibt…

Entsprechend ersuchte der junge Mann um eine energetische Behandlung, da die Schulmedizin bei Phantomschmerz nur zwei Möglichkeiten kennt: Entweder, sie leugnet diese und tut sie als Einbildung ab («Wo nichts ist, kann auch nichts wehtun!» Oder aber sie gibt offen und ehrlich zu, dass sie in solchen Fällen nichts tun kann.)

Erfolgte Behandlung

Die behandelnde Person war selbst erstaunt, dass alle Energiezentren weiterhin vorhanden waren, selbst wenn die Gliedmasse physisch fehlte. Aber wenn man es durchdenkt, dann ist es eigentlich logisch: Nur weil auf der physischen Stufe ein Stück fehlt, fehlt dieses Stück nicht auch automatisch bei den andern, höheren Energiekörpern. Dieses Phänomen ist übrigens auch über die *Kirlian-Photographie* nachweisbar.

Wenn wir also Phantomschmerz behandeln wollen, dann behandeln wir genau so, wie wir auch behandeln würde, wenn die Gliedmasse noch da wäre.

In unserem Falle wurden die betroffenen Neben- und Minichakras entstaut. Auch wurde der Schmerz lokal weggenommen. Und dann wurden die zerschmetterten Knochen energetisch gerichtet, die Sehnen energetisch wieder verbunden, die Muskulatur zur Heilung angewiesen und wo nötig mit zusätzlicher Energie versorgt. Das Wurzelchakra wurde entstaut und der Erdstern und die Fusssohlen-Nebenchakras gereinigt, da viel verbrauchte Energie durch sie hat abfliessen müssen.

Häufig handelt es sich bei Amputationen um schwerwiegendere Problemstellungen. Entsprechend sollten wir beim energetischen Behandeln auf allen Stufen in allen Zeiten überprüfen, ob da noch Verbindungen, Verunreinigungen in den Schutznetzen und karmische Stolpersteine vorhanden sind. Denn oft werden Unfälle dazu genutzt, jemanden auf seinem Lebensweg in eine andere Richtung zu lenken. Und dies geht normalerweise mit dem Ablegen von karmischen Pendenzen und dem Lernen von noch nicht gelernten Lektionen einher.

Nachdem der Unfall mit all seinen Auswirkungen auf die verschiedenen Energiezentren und Energiekörpern energetisch behandelt und aufgearbeitet war, waren auch die Phantomschmerzen beim jungen Mann verschwunden. Das heisst aber nicht, dass nicht zu einem späteren Zeitpunkt wieder etwas an die Oberfläche kommen kann. Denn der Autor hat es bereits mehrmals erlebt, dass Verletzungen auf mehreren Stufen in vielerlei Hinsicht wirken und lehren können.

Interpretation des Falles

Dieser Fall hat bei der behandelnden Person ein Aha-Erlebnis ausgelöst. Sie hat dank des amputierten Gliedes erkannt, dass die Energiekörper eines Menschen bedeutender sind als der physische Körper.

Da wir über unseren physischen Körper bewusst wahrnehmen, glauben wir, unser physischer Körper sei der bedeutsamste. Wer aber regelmässig meditiert, Energiearbeit leistet, in sich hineinhört, achtsam durchs Leben geht und so Übersinnliches zu Sinnlichem macht, der erkennt früher oder später, dass der physische Körper eher ein Hindernis darstellt, als dass er das Mittel schlechthin wäre, um damit die Welt entdecken zu wollen.

Unser physischer Körper ermöglicht es unserer Seele, berührt zu werden. Wir nehmen über ihn physische Zärtlichkeit war. Wir dürfen dank ihm feine Speisen geniessen und uns an kühlem, frischem Quellwasser erfrischen. Aber was wäre all das, wenn wir nicht über unsere Emotionen empfinden und über unsere Gedanken erkennen könnten? In welchen Energiekörpern findet Rührung, Liebe und Dankbarkeit statt?

Nur wer körperliche Ganzheit erlangt, indem er all seine verschiedenen Körper entwickelt und nutzen lernt, wird vollumfänglich erkennen und geniessen können.

Manchmal führt der Verlust einer körperlichen Gliedmasse zum Gewinn der Erkenntnis über unsere anderen Energiekörper und ihre Möglichkeiten, die sie uns gewähren…

Wir sollten nie damit aufhören, uns bewusst von unserem physischen Körper zu lösen und in unseren anderen Energiekörpern zu wandeln. Um dann mit Dankbarkeit und Wertschätzung wieder in den physischen Körper zurückzukehren, auf dass unsere Seele auch im Irdischen berührbar bleibt.

25 Gesamtbetrachtung

Das Ganze ist immer mehr als die Summe aller Teile. Und weil dem so ist, sind die Dinge niemals so simpel, wie unser Verstand uns erlaubt, sie wahrzunehmen.

Wenn in diesem Büchlein hier Wissen weitergegeben werden kann, dann nicht, weil jemand auf wissenschaftliche Weise bestehendes Wissen zusammengetragen und neu vermengt hat. Nein, was hier zu lesen ist, hat das Leben und die Erfahrung erschaffen.

Wenn wir uns mit einer Klinge in den Finger schneiden, dann entsteht eine Wunde, die blutet. Wir können diese Wunde so sein lassen, wie sie ist. Wenn wir uns nicht allzu dumm anstellen, dann wird sie von selbst heilen. Wenn wir unserer Verletzung nicht Rechnung tragen und die Wunde nicht schonen, so wird sie länger brauchen, um zu verheilen. Wenn wir sie verunreinigen, wird sie sich entzünden. Es kann zu einer Blutvergiftung kommen, die zum Tod führen kann. Wer diesen Sachverhalt einfach so annimmt, der lernt nichts. Wer nach dem WIE fragt, der lernt bereits einiges. Wer auch noch nach dem WARUM fragt, der kommt in seinem Leben sehr viel weiter. Wer dann bereit ist zu akzeptieren, DASS die Dinge trotz allem Wissen und aller Erkenntnis ihren eigenen Lauf nehmen können, der hat ansatzweise verstanden – er hat nämlich verstanden, *dass er trotz all seines Wissens nichts weiss.*

Wer energetisch heilt, der erfährt, lernt und erkennt vieles. Aber dabei eröffnet sich ihm so viel Neues und Unergründbares, dass er mit der Zeit aufhört, alles verstehen und zuordnen können zu wollen.

Aus diesem Grund wurde dieses Büchlein geschrieben. Es wurden zwanzig Fälle auf individuelle Art und Weise vorgestellt. Andere Heilerinnen und Heiler hätten dabei etwas völlig anderes geschrieben. Und medizinische Fachpersonen wiederum würden nochmals ganz anders auslegen, interpretieren, urteilen und behandeln.

Wichtig ist, dass wir uns niemals festlegen – dass wir niemals VERurteilen. Natürlich gibt es Dinge, die in den meisten Fällen zu negativen Wirkungen führen. Wenn wir unsere Schnittwunde im Finger zum Beispiel mit Quecksilber-Salbe behandeln, dann müssen wir uns schon die Frage stellen, inwiefern diese Behandlungsmethode in Bezug auf Vor- und Nachteile ihre Auswirkungen hat. Oder wenn wir auf gut Glück eine eigene Salbe aus Blumenerde, Hundekot, Rapsöl und Kunststoffgranulat herstellen würden, um die Schnittwunde zu behandeln, dann würden wir damit wohl die goldene Regel des nicht Verletzens brechen. Denn wir möchten ja auch nicht mit Mitteln behandelt werden, von denen man aus Erfahrung weiss, dass die Erfolgs-Chancen bei Null liegen und die Gefahren der Nebenwirkungen ins Extreme ausschlagen.

Oft wird energetisches Heilen von denen, die wissen, wie ES geht, ins Lächerliche gezogen. Sicherlich bekommen sie ihre Haltung sehr oft bestätigt, nämlich dann, wenn ein Energiearbeiter als Scharlatan handelt. Wer aber auf sein Herz und seine Seele hört, wer seinen Willen hintenanstellt, und wer nur auf energetischer Ebene tätig bleibt und dabei alle Vorgaben des redlichen Wirkens einhält, der wird nicht Schaden anrichten, sondern Selbstheilung begünstigen. Und wer redliche Absichten, die nicht schaden, verunglimpft, der schadet damit sich selbst.

Wenn ein Schutznetz unnötigerweise gereinigt und von Elementalen befreit wird, dann entsteht kein Schaden. Auch wenn diese Massnahme in Bezug auf das akut vorliegende Behandlungsproblem keine direkte Auswirkung hat, so passiert dabei zumindest nichts Schlimmes. Wie oft aber wird im Gesundheitswesen der Weg der Chirurgie oder der Chemie-Keule eingeschlagen, ohne vorher andere, schonendere, nachhaltigere oder vernünftigere Massnahmen in Betracht zu ziehen?

Wer energetische Behandlungen durchführt, um schnell zu Geld zu kommen, der belastet sich karmisch. Wer möglichst viele Operationen pro Monat durchführen will, um möglichst viel zu verdienen, der ist nicht besser. Nur dass im ersteren Falle der Patient selbst bezahlt. In zweiterem Falle findet die ungerechtfertigte Bereicherung auf Kosten der Allgemeinheit statt. Könnten die Ärzte nicht mehrheitlich frei über die Krankenkassengelder verfügen, indem sie einen Behandlungsentscheid treffen, der selten infrage gestellt wird, dann würde auch weitaus weniger operiert...

Aber das tut nichts zur Sache. Wir sind in diesem Kapitel hier bei einer Gesamtbetrachtung. Und die Chance, die uns damit offengelegt wird, ist die, dass wir aus jedem einzelnen Fall dann etwas lernen können, wenn wir ihn ganzheitlich betrachten.

Nach diesem Prinzip könnte jeder lernen. Wichtig dabei ist nur, dass jeder Fall möglichst ganzheitlich betrachtet wird. Aber das braucht Wille und Zeit, die sich in der heutigen, schnelllebigen Gesellschaft niemand nehmen will. Man muss ja immer sofort weiter, damit man *in* ist, genug verdient und andern Spass vorgaukeln kann…

Ein älterer Mann hat dem Autor einmal erzählt, dass er als Arzt für eine international tätige Hilfsorganisation im Rahmen des Vietnamkrieges Flüchtlinge geimpft habe. Es sei dabei darum gegangen, möglichst viele Menschen zu impfen, damit die Gefahr von ansteckenden Krankheiten für die Zufluchtsländer kalkulierbar geworden sei. Und so habe er pro Tag über tausend Menschen geimpft, manchmal bis zu hundert mit der gleichen Spritze und Nadel. Was soll dazu gesagt werden? Sind diese Behandlungen im Sinne der Menschheit erfolgt?

Hätte man die Flüchtlinge nicht nur als Teil eines vorüberziehenden Menschenstroms betrachtet, sondern als Individuum, so hätte sich wohl ein anderes Behandlungsverhalten ergeben. Und hätte man die Auswirkungen dieser Impfaktion auf die Individuen untersucht, so hätte man höchstwahrscheinlich viele Folgeschäden und viele Nebenwirkungen finden können. Aber je menschenverachtender die Haltung einer Region, je weniger wird dem Wohlergehen eines Individuums Rechnung getragen. Sicher ist, dass jede Impfdosis einem Pharmakonzern Einnahmen gebracht hat. Und höchstwahrscheinlich stammen diese Einnahmen von Spenden, die unwissende Menschen einbezahlt haben, um den armen Flüchtlingen zu helfen. Wo ist die Linie, die sich zwischen Gut und Böse befinden soll?

Wer energetisch arbeitet und sich dabei voll und ganz dem einzelnen Fall hingibt, der nähert sich der Linie zwischen Gut und Böse immer mehr an. Dabei ist er nicht gefeit vor Ungewolltem und vor Irrtum. Aber alles, was ohne unseren Willen geschieht, wird sich irgendwann mal als nötig und somit als gut erweisen. Als das betrachten können wir es aber erst, wenn wir aufgrund unserer Entwicklung die Ebene erreicht haben, die uns den Blickwinkel erlaubt, den wir brauchen, um erkennen zu können.

Der Autor will hier keine Lanze brechen für das energetische Heilen. Ihm liegt nichts daran, eine Möglichkeit der Menschheit so weit verbreiten zu wollen, dass die Welt daran genesen kann. Zu oft haben solche Aktionen in der Weltgeschichte zum Gegenteil geführt. Energetisches Heilen ist einfach eine Möglichkeit. Sie kann genutzt werden, und sie kann helfen. Aber sie ist nur eines von unbegrenzt vielen möglichen Mitteln, um diese Welt als das wahrnehmen zu lernen, was sie ist: Ein Ort, wo sich Leben abspielt. Dort, wo gelebt wird, wird gelernt. Lernen ist Fortschritt, Weiterkommen und Entwicklung; also Veränderung nach vorne. Wer energetisch arbeitet, der bekommt dadurch die Möglichkeit, diese Veränderung nach vorne über eine weitere Dimension als die drei herkömmlichen betrachten zu dürfen. Das bereichert und lässt erkennen. Aber diese Bereicherung ist nicht materiell. Und das Erkennen bestätigt nur, dass wir dem, was ist, niemals Herr werden können. Denn dies ist jemand anderem vorbehalten, der oder die viel weitreichender zu wirken imstande ist, als ein Mensch es jemals sein wird. Sehr wahrscheinlich funktioniert die Schöpfung so ausgleichend, fehlerlos und zukunftserweckend, weil sie intuitiv auf das Gute abstellt; auf die sichere Überzeugung, DASS es gut ist und kommt, wie es kommen wird.

Ja, wir versuchen immer alles zu verstehen. Aber wenn wir die Dinge gesamtheitlich betrachten, so stellen wir früher oder später fest, dass es unter dem Strich keine Regeln und Allgemeingültigkeiten gibt. Immer dann, wenn wir denken, dass wir jetzt wissen, wie der Hase läuft, wird der einen Haken schlagen.

Nein, dieses Büchlein mit seinen Fällen hilft nicht weiter im Konkreten. Es hilft nur in seiner gesamtheitlichen Wirkung in Form einer Annäherung an die Problemstellung weiter. Aber die Problemstellung besteht nicht aus dem Lösen eines Problems, sondern aus der Feststellung, dass das Problem aus einer unreifen Betrachtungsweise entstanden ist.

Wir werden gesund, indem wir erkennen, dass gesundheitliche Probleme weitreichende Chancen darstellen, die uns lernen lassen können.

Wir werden nicht gesund, indem wir das Gesundheitsproblem loswerden wollen, ohne bereit zu sein, das Unsrige dazu beizutragen.

Wer energetisch arbeitet, der erkennt solche Dinge – und noch viele mehr. Wer die Probleme wegschneidet, betäubt oder leugnet, der verdrängt.

Irgendwann mal werden alle gesund sein, weil die negative Betrachtungsweise weggefallen sein wird. Sie ist es, die uns krank macht und uns täglich so viel Geld und Energie kostet. Wir genesen zuerst in unserem Geist – erst danach erfährt unser Körper Gesundheit und Wohlbefinden. Es heilen unsere Gedanken – *Gedankenheilung*.

26 Schlusswort

Der Autor freut sich sehr über dieses Buch. Dies hat mehrere Gründe. Zuerst mal scheint ihm, dass über das Schildern und Interpretieren der Fälle ein Zugang zum energetischen Heilen hergestellt werden konnte, der den interessierten Leserinnen und Lesern hilft, die Ganzheitlichkeit der Energiearbeit besser erfassen zu können. In den Fällen sind viele kleine Details eingestreut, die beim Weitergeben von Techniken und Wissen so nicht platziert werden könnten. Und ebenso gelingt es über diese konkreten Beispiele, das Weitreichende der Energiearbeit besser zu veranschaulichen.

Weiter aber zeigt dieses Büchlein dem Autor auch auf, dass all das, was energetisch bisher geleistet wurde, nicht umsonst war. Jeder Behandlungsfall ist etwas sehr Individuelles. Ganzheitlich betrachtet aber ergeben die vielen Behandlungen zusammen ein Gesamtbild. Zusammen helfen sie den Lesenden, besser verstehen zu können; zu erkennen, dass alles viel weiter reicht, als man vorerst denken würde.

Am wichtigsten ist dem Autor wohl aber, dass dieses Büchlein ihm selbst Mut macht in seinen energetischen Tätigkeiten. Er verbringt sehr viel Zeit jeden Tag mit Energiearbeit. Und mit der Zeit wird diese zu einer Selbstverständlichkeit. Auch das andern Menschen Helfen wird zur Gewohnheit; und man verliert so manchmal etwas an Wertschätzung dafür, dass man hier doch etwas Aussergewöhnliches tun darf, das nur durch die Hilfe aus der geistigen Welt möglich wird. Wenn nun aber zwanzig Fälle noch einmal reflektiert und dokumentiert werden, und wenn man erkennen darf, was die Behandlungen jeweils für die betroffenen Personen für Verbesserungen gebracht haben, dann macht das nicht nur Mut – sondern erfüllt mit grosser Dankbarkeit.

Wir tun in unserem Leben so oft kleine Dinge, die wir wieder vergessen und darum als nichtig taxieren würden, weil sie keine grossen Wellen geworfen und keinerlei greifbare Vorteile gebracht haben. Aber wir sollten nie vergessen, dass der Flügelschlag eines Schmetterlings auf der anderen Seite der Erdkugel zu einem Orkan heranwachsen kann. Man erklärt dieses Phänomen mit der Chaos-Theorie. Aber mit genügend Weitblick betrachtet handelt es sich nicht um Chaos, sondern um ein für den Menschen nicht erkennbares, überdimensionales Wirkungssystem, dessen Fäden von den ganz grossen Lichtwesen gezogen werden.

Immer dann, wenn wir energetisch arbeiten und dank unserer Charakterbildung den verführenden Möglichkeiten, die diese Tätigkeit auch enthält, widerstehen, werden wir zum Lichtwesen, das Gutes tut. Und wenn böse Machenschaften böse Wesenheiten anziehen, dann ziehen gute Taten kleinste und grosse, ja, sogar riesige Lichtwesen herbei, die uns segnen und mit Wohlwollen begegnen, ohne dass wir uns dessen gewahr würden.

Der Autor wünscht sich, dass alle Energiearbeiterinnen und Energiearbeiter ihr eigenes Buch schreiben, auf dass sie selbst und andere schwarz auf weiss erkennen können, wie weit jeder einzelne kommen kann – und wie er auf seine Weise im Stillen die Welt zu einem besseren Ort machen hilft.

Wer heilt, der konkurrenziert andere in ihrer wirtschaftlichen Tätigkeit. Immer dann, wenn die Gefahr besteht, dass jemand weniger kriegen könnte, startet er einen Gegenangriff. Auf diesen Wettstreit um Irdisches lassen wir uns nicht ein. Als Heiler lassen wir uns mit Sterntalern bezahlen, da diese Währung auch dann noch ihren Wert beibehält, wenn das Erdenrund bereits weit hinter uns liegt.

Ja, heilen ist erst mal eine Tätigkeit, die ihren Zweck erfüllt. Aber mit der Zeit wird sie zu etwas weitaus Bedeutenderem: Sie verändert den heilenden Menschen sowie den geheilten Menschen für immer. Und über die Veränderung im Individuum verändert sich die Menschheit. Natürlich verläuft diese Veränderung nicht immer so, wie wir es gerne hätten. Aber dem ist gut so. Denn wir können heilen, solange wir wollen – das Ziehen der Fäden dürfen wir immer denen überlassen, die um vieles weiterblicken als wir. Und so erkennen wir, dass wir getragen sind und uns tragen lassen dürfen. Was sollen uns weltliche Querelen, wenn wir stattdessen den Duft der Rose der Ewigkeit geniessen dürfen. Wohlbemerkt: Den Duft der Rose kann man weder sehen noch einfangen noch konservieren – man kann ihn nur im Moment wahrnehmen und geniessen. Und so wie mit dem Duft der Rose ist es auch mit der Liebe. Es gibt wohl nichts, was den Duft der Liebe besser erkennen und wahrhaben lässt als energetisches Heilen. Denn wer selbstlos heilt, der tut es aus Liebe zu andern, selbst wenn er diesen andern manchmal nur ein einziges Mal im Leben begegnet. *Aber an ihren Früchten werdet ihr sie erkennen...*

27 Ausblick

Mit dem vorangehenden Kapitel wurde der Übergang zum letzten Band dieser Buchreihe gemacht:

Heilen 6 - *Energetisches Heilen und damit verbundene umfassendere Sichtweisen*

In diesem letzten Band geht es darum, die Tätigkeit des energetischen Heilens auf eine Weise abzurunden, die erkennen lassen soll, dass alles sehr viel grösser ist, als dass wir denken würden. Aber gleichzeitig wird dieser Band auch erkennen lassen, dass unsere Grenzen viel enger gesteckt sind, als wir gedacht haben. Denn der Autor wird nicht müde, immer wieder zu erwähnen, dass nicht der Heiler heilt, sondern die geistigen Helfer. Und wenn wir weiterschreiten wollen, dann gelingt uns das nur, indem wir uns und unsere Beweggründe erkennen und dadurch unsere Selbstvorteile ablegen lernen. Dies ist eine ständig wiederkehrende Aufgabe. Aber auch darin werden wir geführt. Ohnehin werden wir überallhin geführt. Also bräuchte es die ganzen Bücher eigentlich gar nicht. Aber wenn es Ihnen so geht, wie dem Autor, dann wissen Sie es eben auch zu schätzen, wenn Erkenntnis in einem Buch nachgelesen werden darf und dann durch all die Zusatzinformationen, die zwischen den Zeilen stehen, zu Entzücken und zum *Mysterium fascinosum* führt. Ja, wir lieben es, berührt zu werden. Wenn uns eine liebenswerte Person berührt, ist das so etwas Wunderbares! Wenn uns erst unsere Seele berührt, dann leben wir auf! Aber wenn die Ewigkeit des Seins uns in manchen Momenten unseres Lebens besucht und entzückt, dann erfahren wir einen Vorgeschmack dessen, was die Einkehr in das grosse Ganze uns zu bieten hat. Wer davon gekostet hat, der wird nie mehr davon ablassen – denn es handelt sich dabei um das Elixier, welches die Existenz unserer Seele, und somit auch unser jetziges Leben, für immer lebenswert macht.

Und wenn es jemanden gibt, der solche Äusserungen als übertrieben empfindet, dann darf er das, denn er ist frei. Der Autor versteht das nur zu gut. Denn er kann sich selbst nicht erklären, wie es dazu kam, dass er gerade das fünfte Buch am Fertigschreiben ist zu einem Thema, das er niemals gesucht und niemals in über tausend Seiten schriftlich aufzuarbeiten gedachte. Alles ohne Aussichten auf Erfolg irgendwelcher Art. Nur, um sich selbst und denen paar Menschen eine Freude zu machen, die sich an dem nicht Fassbaren zu erfreuen wissen…

Gehen Sie Ihren Weg und finden Sie Ihre eigene Erkenntnis – so finden Sie das Glück des Seins!

Was auch immer das bedeuten möge…

Danke für Ihr Interesse – danke für Ihre Unterstützung und das Weiterempfehlen dieser Bücher!

Bemerkung

Die Inhalte dieses Buches stammen von Fritzgerald Jeremia Finch. Geschrieben wurde das Buch von Michael von Känel, der als Autor und Verleger auftritt, weil Mr Finch inkognito zu bleiben wünscht. Der Autor dankt Mr Finch für die wertvolle Zusammenarbeit und für all das, was er dabei lernen und erkennen durfte. Im Namen des Verlages dankt er auch dafür, diese Inhalte einer breiten Öffentlichkeit zur Verfügung stellen zu dürfen.

Hinweis

In diesem Büchlein gibt es nur wenig Stellen, wo die Formulierung das Einhalten der Regeln in Bezug auf die Gleichstellung beider Geschlechter verlangen würde. Manchmal wurden die Regeln eingehalten, manchmal nicht. Das bedeutet aber nicht, dass Achtung gegenüber jedem Menschen nicht von Bedeutung wäre. Aber je mehr der Autor in seinen Büchern Hinweise dieser Art hier verfasst hat, je mehr wurde ihm bewusst, wie belanglos eigentlich Formulierungen sind. Wichtig ist das, was wir in unserm Herzen tragen. Was wollen wir uns auf Diskussionen um die Gender-Thematik einlassen? Zeigt nicht jede Kritik diesbezüglich auf, dass der Kritiker mit sich selbst (noch) nicht im Reinen ist? Arbeiten wir daran, dass wir hinter jedem Lebewesen die Seele erkennen anstelle seines Geschlechts, denn das hilft uns, eine höhere Stufe zu erklimmen. Alles andere lässt uns nur in der Verhaftung zurück, die die Menschheit bisher kaum weitergebracht hat…

Titelverzeichnis des Verlags denkmalnach.ch

Die Titel sind wie folgt erhältlich:

- Als **Taschenbuch** zurzeit nur bei **amazon.de**
- Als **E-Book** im *Kindle*-Format bei **amazon.de** und immer mehr auch als *ePub* für **Tolino** bei **Weltbild, Thalia, Hugendubel etc**.
- Teilweise als **Hörbuch** bei fast allen Anbietern

Verlag: www.denkmalnach.ch

Autor und Suchbegriff: Michael von Känel

Bücher der Reihe *Spirituelles Wissen*:

	Meditieren *Eine Annäherung an Sinn und Zweck des Meditierens*
	Heilen *Ein Crashkurs in energetischem Heilen*

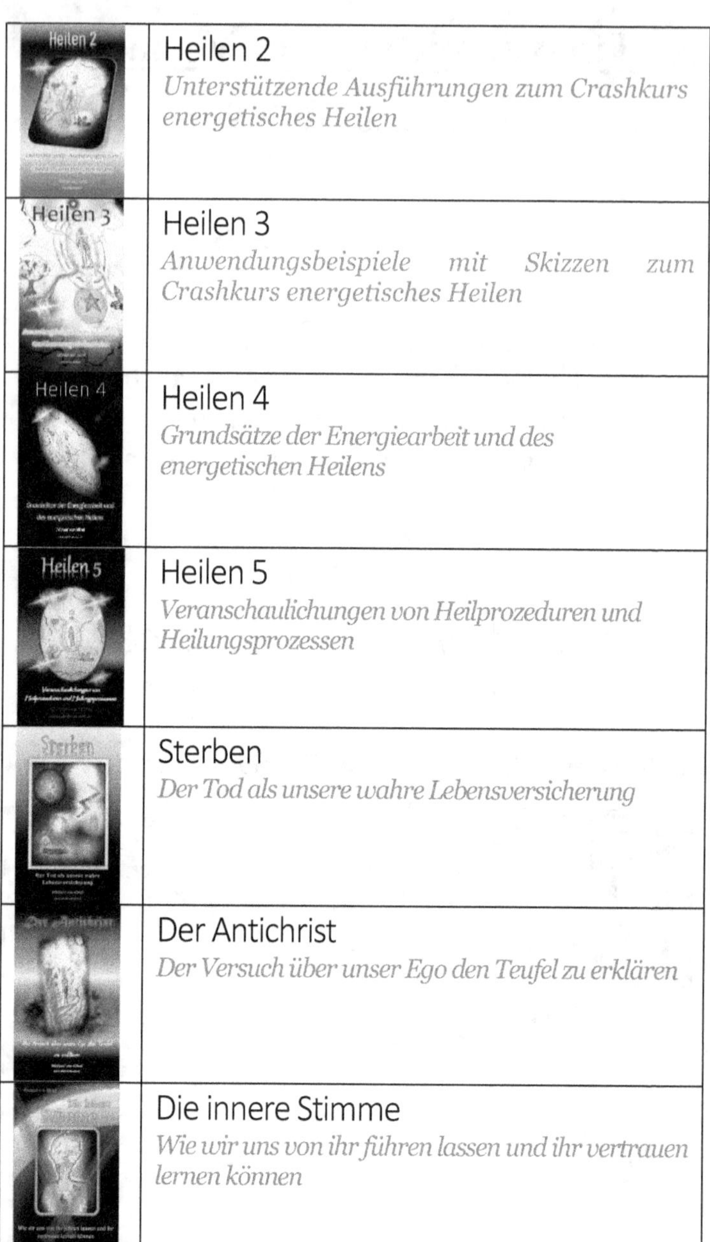

Heilen 2 *Unterstützende Ausführungen zum Crashkurs energetisches Heilen*	
Heilen 3 *Anwendungsbeispiele mit Skizzen zum Crashkurs energetisches Heilen*	
Heilen 4 *Grundsätze der Energiearbeit und des energetischen Heilens*	
Heilen 5 *Veranschaulichungen von Heilprozeduren und Heilungsprozessen*	
Sterben *Der Tod als unsere wahre Lebensversicherung*	
Der Antichrist *Der Versuch über unser Ego den Teufel zu erklären*	
Die innere Stimme *Wie wir uns von ihr führen lassen und ihr vertrauen lernen können*	

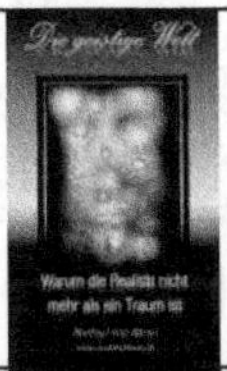	Die geistige Welt – *Warum die Realität nicht mehr als ein Traum ist*
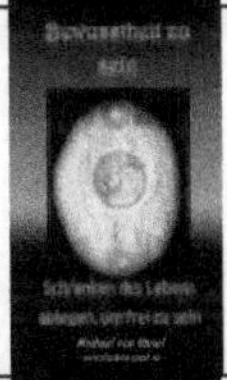	Die Bewusstheit zu sein – *Schranken des Lebens ablegen, um frei zu sein*
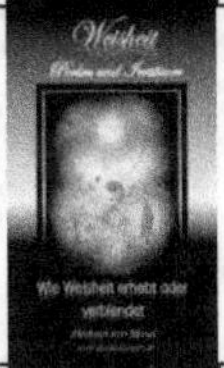	Weisheit – Perlen und Irrtümer – *Wie Weisheit erhebt oder verblendet*
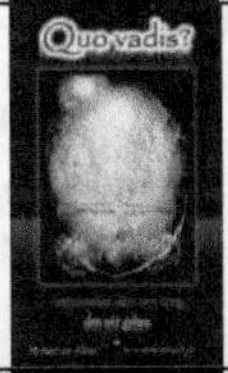	Quo vadis? *Geheimnisse über den Weg, den wir gehen*
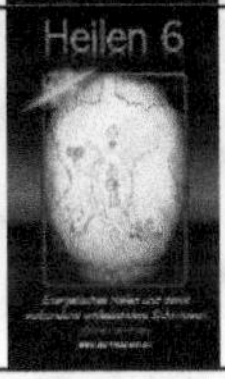	Heilen 6 *Energetisches Heilen und damit verbundene umfassendere Sichtweisen*

Bücher der Reihe *Gesellschaft verstehen*:

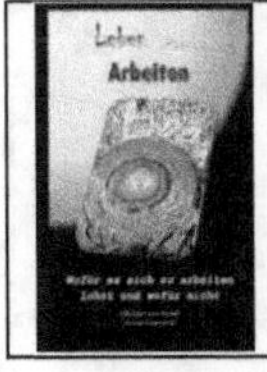

	Leben statt Arbeiten *Wofür es sich zu arbeiten lohnt und wofür nicht*

	Selbstwirksamkeit *Wie uns der gekaufte Komfort unserer Selbstbestimmung beraubt hat*
	Moderne Versklavung *Wie und wodurch wir täglich versklavt werden*
	Die Illusion wegessen *Überlegungen darüber, wie unsere Ernährung uns blendet*
	Tricks aus der Chefetage *Kaderausbildung aus Sicht der Mitarbeitenden – und was es sonst noch über Hierarchie zu lernen gibt*
	Verbundenheit *Ein möglicher Einblick in die Welt des Seins*

Bücher der Reihe *«Augenmerk Hochsensibilität»*:

	Band 1 – Portrait eines hochsensiblen Menschen *Einblick in den Werdegang und die Erfahrungen eines feinfühligen Menschen*
	Band 2 – Die Wahrnehmung eines hochsensiblen Menschen *Wie und was hochsensible Menschen wahrnehmen können und warum*

<table>
<tr><td></td><td>Band 3 – Hochsensibilität in Verbindung mit Achtsamkeit
Was alles möglich sein kann aus Sicht eines hochsensiblen Menschen</td></tr>
</table>

Romanserie mit spirituellem Hintergrund *Tränen des Drachen*:

<table>
<tr><td>TRÄNEN DES DRACHEN I</td><td>Tränen des Drachen – Band 1
Comfortably numb – Angenehm berauscht</td></tr>
<tr><td>TRÄNEN DES DRACHEN II</td><td>Tränen des Drachen – Band 2
Seventh Son of a seventh Son – Der siebte Sohn des siebten Sohnes</td></tr>
<tr><td>TRÄNEN DES DRACHEN III</td><td>Tränen des Drachen – Band 3
Stairway to Heaven – Die Himmelsleiter</td></tr>
<tr><td>TRÄNEN DES DRACHEN IV</td><td>Tränen des Drachen – Band 4
Child in Time –Ein Kind der Zeit</td></tr>
<tr><td>TRÄNEN DES DRACHEN V</td><td>Tränen des Drachen – Band 5
Warriors of the World – Krieger der Erde</td></tr>
</table>

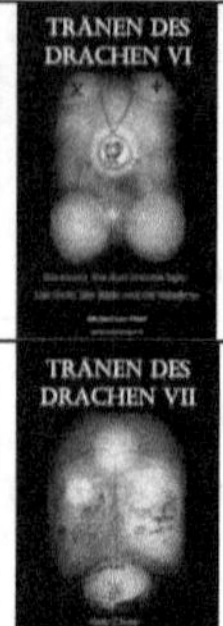

	Tränen des Drachen – Band 6 *The Good, the Bad and the Ugly –* *Der Gute, der Böse und das Hässliche*
	Tränen des Drachen – Band 7 *Holy Diver – Geweihter Taucher*

Serie *Philosophie und Bildung*:

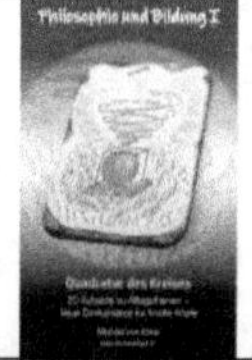

	Philosophie und Bildung – Band 1 *Die Quadratur des Kreises* *20 Aufsätze zu Alltagsthemen – Neue Denkansätze* *für frische Köpfe*

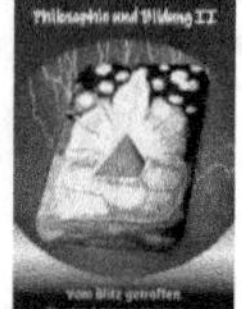

	Philosophie und Bildung – Band 2 *Vom Blitz getroffen* *20 weitere Aufsätze zu Alltagsthemen – Neue* *Denkansätze für frische Köpfe*

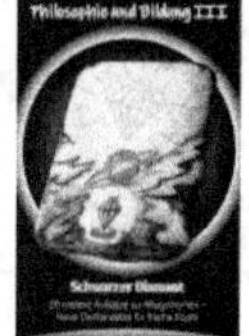

	Philosophie und Bildung – Band 3 *Schwarzer Diamant* *20 weitere Aufsätze zu Alltagsthemen – Neue* *Denkansätze für frische Köpfe*

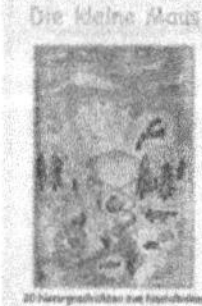

	Die kleine Maus *20 Naturgeschichten zum Nachdenken für Kinder* *und Erwachsene*

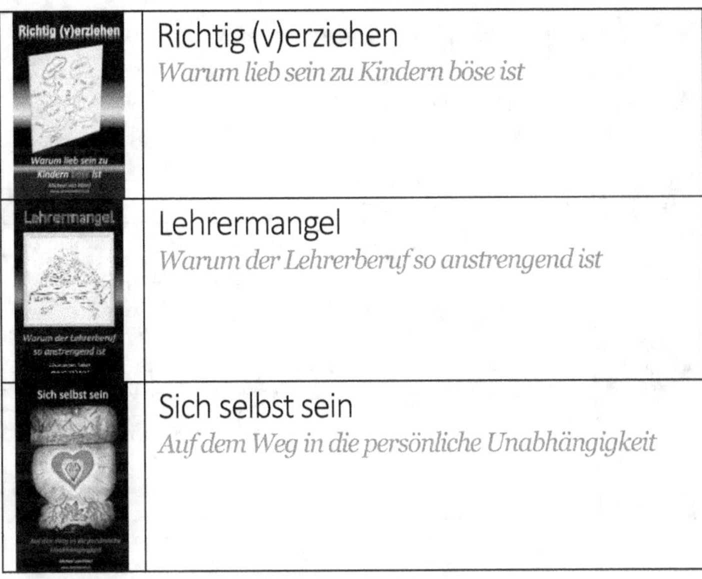

	Richtig (v)erziehen *Warum lieb sein zu Kindern böse ist*
	Lehrermangel *Warum der Lehrerberuf so anstrengend ist*
	Sich selbst sein *Auf dem Weg in die persönliche Unabhängigkeit*

Serie *Arbeitsbücher der Achtsamkeit*:

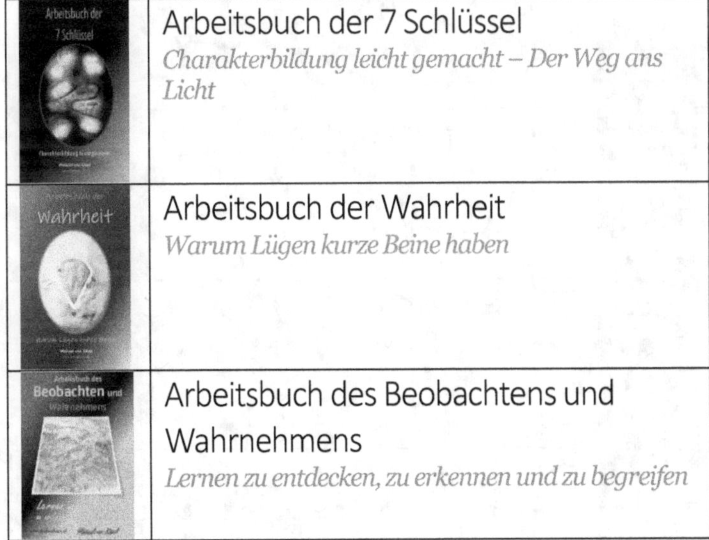

	Arbeitsbuch der 7 Schlüssel *Charakterbildung leicht gemacht – Der Weg ans Licht*
	Arbeitsbuch der Wahrheit *Warum Lügen kurze Beine haben*
	Arbeitsbuch des Beobachtens und Wahrnehmens *Lernen zu entdecken, zu erkennen und zu begreifen*

Serie *Übungsbücher der Achtsamkeit*:

	Übungsbuch der Spiritualität *30 Übungen zum Erfahren spiritueller Aspekte*
	Übungsbuch der Achtsamkeit *30 Übungen zum Erfahren, Beobachten und Wertschätzen*
	Übungsbuch der Selbstwirksamkeit *30 Übungen zum Erkennen, was möglich sein könnte*

Serie *The Best - The Rest – The Rare*:

	Harry Potter enthüllt *Eine spirituelle Erklärung für den Erfolg der erfolgreichsten Buchreihe aller Zeiten*
	Gesammelte Gedichte *40 gesammelte Gedichte mit Tiefgang, aus der Feder der Autorengemeinschaft* <u>www.denkmalnach.ch</u>
	E-Bike to work *Wie das Elektrovelo mein Leben verändert hat*
	Ein Quantum Trost *Für jeden Tag ein Bild und eine Aussage, um sich an die Hoffnung zu erinnern*

Bücher der Reihe *Erfolgreich durchs Leben*:

*Bereits komplett **als Hörbuch** erhältlich!*

	Teil 1 - Erfolgreich leben 1: Lernen mit Geld umzugehen; *Grundwissen über Geld und den Umgang damit als Basis für mehr Selbstwirksamkeit*
	Teil 2: Erfolgreich leben 2: Selbstsicherheit aufbauen; *Hinstehen und ohne Unsicherheit sich selbst sein dürfen*
	Teil 3: Erfolgreich leben 3: Effizient Lernen; *Grundsätze des Lernens, die den Wissenserwerb erleichtern helfen*
	Teil 4: Erfolgreich leben 4: Sich Ziele setzen können; *Warum man Ziele nur erreichen kann, wenn man welche hat*
	Teil 5: Erfolgreich leben 5: Absichten durchschauen; *Was hinter dem Verhalten anderer Menschen und Institutionen steht*
	Teil 6: Ursache und Wirkung 1: Übergewicht verstehen; *Wie Übergewicht zustande kommt - und was man tun kann*
	Teil 7: Ursache und Wirkung 2: Streit entlarven; *Warum gestritten wird und wie man Streit vermeidet*

Bücher der Reihe *Die Wirkung von…* :

	Die Wirkung von Angst auf unser Leben *Was Angst alles behindert und verunmöglicht*
	Die Wirkung von Lärm auf unser Wohlbefinden *Wie Lärm uns beunruhigt und uns Kraft raubt*
	Die Wirkung von Musik auf unsere Selbstwahrnehmung *Wie Musik uns zentriert und beruhigt*
	Die Wirkung von Bildschirmkonsum auf unser Leistungsvermögen *Wie Bildschirme uns ablenken und unsere Leistung senken*
	Die Wirkung von Sport und Bewegung auf unsere Ausgeglichenheit *Was Sport bewirkt und wann er nützt*
	Die Wirkung von Mode auf unsere Selbstachtung *Wie Mode uns beeinflusst und fremdbestimmt*

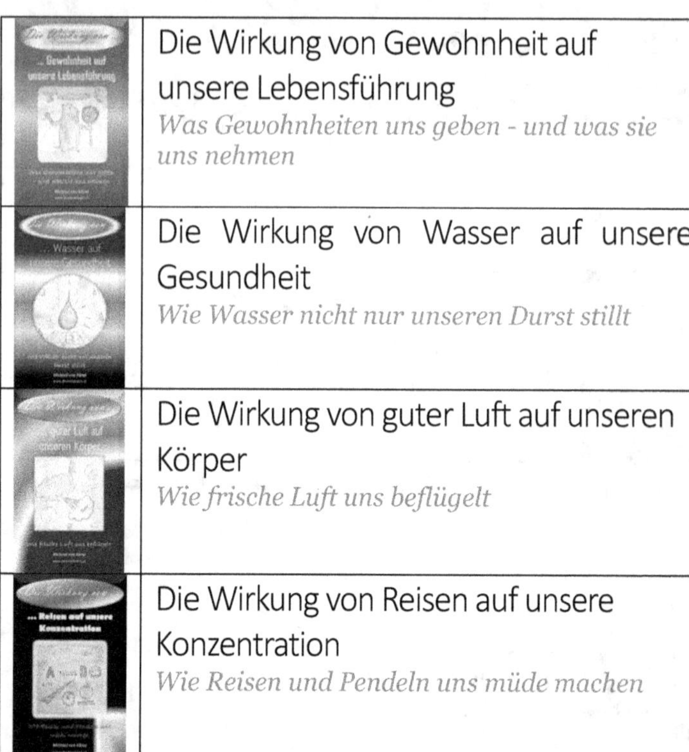

	Die Wirkung von Gewohnheit auf unsere Lebensführung *Was Gewohnheiten uns geben - und was sie uns nehmen*
	Die Wirkung von Wasser auf unsere Gesundheit *Wie Wasser nicht nur unseren Durst stillt*
	Die Wirkung von guter Luft auf unseren Körper *Wie frische Luft uns beflügelt*
	Die Wirkung von Reisen auf unsere Konzentration *Wie Reisen und Pendeln uns müde machen*

Die Klappentexte zu den einzelnen Büchern sowie die Serienbeschreibungen sind in den Online-Shops beim jeweiligen Titel aufrufbar.

Verlag: www.denkmalnach.ch

Autor: Michael von Känel

Herzlichen Dank, dass Sie den Verlag unterstützen und weiterempfehlen!